少林内功简化养生法

中国传统功法新赋能丛书

主　审 ◉ 房　敏

副主编 ◉ 张帅攀　郭光昕　吴志伟

主　编 ◉ 朱清广　周　鑫

上海科学技术出版社

图书在版编目（CIP）数据

少林内功简化养生法 / 朱清广，周鑫主编. -- 上海：
上海科学技术出版社，2023.11
（中国传统功法新赋能丛书）
ISBN 978-7-5478-6380-0

Ⅰ. ①少… Ⅱ. ①朱… ②周… Ⅲ. ①内功—养生(中
医) Ⅳ. ①R212②G852.6

中国国家版本馆CIP数据核字(2023)第202942号

丁氏推拿流派岳阳医院传承创新团队　孙武权
2021LPTD－007

中国传统功法新赋能丛书：

少林内功简化养生法

主编　朱清广　周鑫

主审　房敏

上海世纪出版(集团)有限公司
上海 科 学 技 术 出 版 社　出版、发行
(上海市闵行区号景路 159 弄 A 座 9F－10F)
邮政编码 201101 　　www.sstp.cn
上海光扬印务有限公司印刷
开本 710×1000　1/16　印张 5.75
字数：96 千字
2023 年 11 月第 1 版　2023 年 11 月第 1 次印刷
ISBN 978－7－5478－6380－0/R・2871
定价：68.00 元

内容提要

　　少林内功来源于中医推拿流派中的"内功推拿"流派，常被用于防病治病，是中国传统锻炼功法。少林内功在益气增力方面效果显著，习练少林内功可维持身体健康、增强抵抗力、提升生活质量。本书以推拿功法之少林内功为基础，结合作者团队的临床诊治经验，形成了"少林内功简化养生法"功法套路，图文并茂，同时还配有相关动作视频，方便读者了解掌握并习练。

　　传统功法可以走进现代人的生活，在传承、发扬中华优秀传统文化的同时，也能为人们带来健康、平衡和快乐。

总　序

　　中共中央、国务院于 2016 年 10 月 25 日印发《"健康中国"2030 规划纲要》(以下简称纲要),纲要指出要普及健康生活、优化健康服务等总体战略,充分发挥中医药独特优势。中国传统功法属于中医非药物疗法,经过千百年的传承和实践,一直被视为治疗疾病和强身健体的有效手段,其中蕴含着深厚的中国文化底蕴和智慧,是我国民族传统文化的瑰宝。这些功法包括八段锦、易筋经、少林内功、五禽戏、太极拳等,它强调个体的自我身心调节和自我训练治愈能力,通过调形、调息、调神引导身体内在的能量来平衡和修复身体的功能,从而达到治疗疾病和提高健康水平的目的。"中国传统功法新赋能丛书"重点是强调了主动锻炼,包括了以下特点。

　　预防为主:预防胜于治疗的理念。通过定期调形、调息、调神的锻炼,人们可以提高身体的免疫力,减少患病的风险,防止一些慢性疾病的发生。

　　身心受益:中国传统功法锻炼不仅可以增强肌肉力量和骨骼健康,还可以改善心血管功能、调节血压、促进新陈代谢、增强心肺功能等。功法锻炼不仅对身体有益,还对心理健康有积极影响。锻炼可以缓解压力和焦虑,改善心情,增加幸福感和满足感。

　　个性化特点:丛书包括三种功法主动锻炼,读者可以根据个人的身体状况、兴趣爱好和时间安排进行灵活调整,适合各个年龄阶段和健康状况的人群,每个人都可以找到适合自己的锻炼方式,定制个性化的健康计划。

　　成本低廉:相比医疗和治疗费用,中国传统功法锻炼的成本较低廉,几乎人人都可以参与。它不需要特殊的设备和场地,大部分锻炼方式都可以在家中或户外进行。

　　降低医疗负担:全民积极进行传统功法锻炼有助于降低医疗负担。随着慢性疾病不断增加,医疗系统面临压力。通过传统功法锻炼,可以减少慢性疾病的发病率,减轻医疗负担。

社会稳定与发展：中国传统功法锻炼和全民健康与社会的稳定和发展密切相关。对于实现全民健康目标具有重要意义，传统功法锻炼不仅是一种简单有效的健康管理方法，有助于预防疾病、提高健康素养、促进心理健康、全面提升健康水平，同时也能为社会的稳定和发展做出积极贡献，健康的公民更有活力和创造力，有助于促进社会的稳定和繁荣。

"中国传统功法新赋能丛书"旨在将中国传统功法与现代科技与文化相结合，不仅向读者介绍了传统功法的历史和传承，还将这些古老的智慧与目前慢性病的防治相融合，通过图文并茂的方式，展示了适合现代人的防治疾病的方法和技巧，使传统功法在当代焕发出新的生机。丛书的每一本都将深入探讨特定功法，并提供简单易懂的指导和实践建议，读者可以根据自身情况选择适合自己的功法进行练习，以达到身心健康和内外兼修的目标。希望"中国传统功法新赋能丛书"能让传统功法走进现代人的生活，为读者带来健康、平衡和快乐。让我们共同探索古老智慧的魅力，传承中华民族的优秀文化，让传统功法在新时代绽放出更加夺目的光芒！

国家"万人计划"教学名师

国家中医药管理局首届"岐黄学者"

国家卫生健康委员会有突出贡献中青年专家

第七批全国老中医药专家学术经验继承指导老师

上海市名中医，上海工匠，上海市科技精英

上海中医药大学附属曙光医院院长

上海市中医药研究院中医推拿研究所所长

2023 年 7 月

前　言

本书中的"少林内功"和"少林寺"关系不大,而是来源于中国诸多推拿流派中的"内功推拿"流派,其特点强调患者和推拿医生都需练习少林内功以强身健体、防病治病。

推拿功法之少林内功在益气增力方面效果显著。益气增力对于维持身体健康、增强抵抗力以及提升生活质量具有重要意义。益气增力可以提高人体免疫功能,使机体能够更好地应对外界的病菌和环境变化;可以改善疲劳,提升身体的能量水平,有助于身体气血充足,让人们会感到更有活力和精力;可以改善心情,调整身体的生理和心理状态,改善情绪,减轻焦虑、抑郁等不良情绪,提升整体心理健康。此外,益气增力还可以延缓衰老,有助于滋养皮肤、肌肉和骨骼,减缓身体的老化过程,从而保持年轻的外貌和身体素质。总之,推拿功法之少林内功对于维护整体健康、增强抵抗力、提升心理状态以及改善生活质量都具有重要作用。

本书以推拿功法之少林内功为基础,结合临床常见病的防治,强调以力贯气,所谓"练气不见气,以力带气,气贯四肢"。在锻炼中,要求两下肢用"霸力",以五趾抓地,脚跟踏实,两股用力内夹;对上肢则要求凝劲于肩、臂、肘、腕、指。练习时力达于四肢腰背,气随力行,注于经脉,使气血循行畅通,荣贯四肢九窍、五脏六腑,达到阴阳平衡,促进气血充盈。全书分为三章,第一章带领大家认识少林内功,包括少林内功的源流和发展脉络,少林内功的理论基础,包含了阴阳学说、经络学说、气血学说等,还有少林内功的以力贯气、气随力行、丹田呼吸、足底生根、经筋牵伸等锻炼要素;第二章为少林内功锻炼的分步解析,分步解析了十一个基本裆势和十九个姿势锻炼要领;第三章为常见病的防治,也是本书的核心内容,解析了常见病少林内功日常防治的简用法。

在编写的过程中,承蒙上海中医药大学附属岳阳中西医结合医院、上海市中医药研究院推拿研究所领导的热情关心和大力支持。由于作者才疏学浅,收集的相关资料难免有疏漏之处,差错也在所难免,敬请各位专家和读者不吝赐教。也提醒各位读者,本书功法锻炼主要是为慢性病的防治提供重要参考,出现健康问题应首选就医诊疗。

目 录

第一章 认识少林内功

第二章 少林内功分步解析

第三章　常见病防治

第一章

认识少林内功

少林内功溯源

中医少林内功名字由来

少林内功虽然冠以"少林"之名，但其实与"少林寺"关系不大，而是属于"内功推拿"流派的重要组成部分。经学者考证，该功法并非源于河南嵩山少林寺，不属于少林武功，不见于少林武术专著或医宗典籍等。至于为何冠以"少林"之名，也只是为了托名附会，如同《黄帝内经》假托"黄帝"之名，《易筋经》托名为达摩所创，皆为传统附会行为。

事实上，本书所介绍的少林内功追源溯本应为古代导引术，属于养生运动的范畴，是来源于中国诸多推拿流派中的"内功推拿"流派，作为较为独特的推拿流派之一，其特点强调患者需将推拿手法治疗与练习少林内功相结合。而少林内功作为内功推拿流派的标志性组成部分，既是推拿医师自我锻炼提高身体素质的功法，也是指导患者功法习练治病的重要手段，在患者锻炼少林内功的基础上进行所有的推拿操作。该流派最早始于北方，由武术界的功法习练、拍打等治疗跌打损伤的经验，辗转发展而来。少林内功也从提高习武者身体素质和技击能力的基本功，慢慢发展为同样适合于体弱病患者强身治病的一种武术运动。从武术发展史上看，练武的目的由技击转向健身，甚至是医疗，是随着社会的变迁逐渐呈现的。

始于清末

现如今，普遍认为少林内功推拿流派祖师是清末山东济宁的李树嘉，但其实至李树嘉时，内功推拿流派已经形成一种以功法习练配合推拿来治疗疾病的完善体系。所以由于年代久远，李氏前辈究竟起源于何时何地，已无可靠史实考据。

最新文献表明，李树嘉作为内功推拿流派创始人，擅长武艺，为查拳名家，"李氏查拳"的主要传人。查拳作为我国传统武术之一，起源于山东省，曾在北方少数民族中盛行。相传在唐朝，有一支东征的军队，路过山东省冠县时,留下了一位负伤的青年将领,名叫滑宗歧。在当地百姓的精心照料下,滑宗歧恢复了健康,为了报答调养之恩,便把自己擅长的"架子拳"技艺传授给村民。后来随着习武者数量增多,他便将旅居长安的师兄查元义请来共同施教。当地人为纪念恩师,把查元义所传"身法势"称之为"查拳",把滑宗歧所传"架子拳"叫作"滑拳"。查拳在清代黄河流域盛传,传至乾隆时期已经形成了三个主要流派,分别为山东冠县张其维为代表的"张氏"查拳、杨鸿修为代表的"杨氏"查拳和任城(今属济宁)以李恩聚为代表的"李氏"查拳。李氏家族,祖辈习武,尤精查拳、弹腿,李氏查拳有"一动无不动,一静无不静,动静相宜"之说,其功夫分为三个阶段:初级站桩活气,中级打桩增力,高级行手练法。其中站桩活气分站立体桩和马步桩两种,打桩增力分静功、动功,这与少林内功中的裆势锻炼中力从脚下起,以力贯气,使用"霸力"等要求高度吻合。据此可以推断,少林内功很可能源于"李氏"查拳。

在中医医疗中迅速发展

查拳是回族武术中的典型拳术之一,而内功推拿流派早期的代表人物中大多都是回族人士,例如第二代传人马万起,其为李树嘉同乡,一身少林内功推拿治疗技艺皆由李树嘉传授。马万起在 20 世纪 20 年代,从山东前往上海闯荡,后在上海行医,以拳术及内功推拿医术闻名上海滩,能在当时立足于上海滩其功法造诣之深可见一斑。与其他推拿流派不同,内功推拿治疗疾病以指导患者锻炼少林内功为主,故医患之间以师徒相待,病人称医生为"老师",医生视病人为"门生",但"老师"只是给一般的"门生"教适合他自己疾病治疗的功法而并不把内功推拿系统地传授给"门生"。马万起在上海手下门生众多,真正能传其衣钵者,有其胞弟马万龙、其子马德峰、徒弟李锡九。并由他们将内功推拿流派在上海发扬光大,马万起、李锡九、马德峰曾任教于上海推拿学校,培养了一批内功推拿人才,其中包括:张克俭、曹仁发、肖文贵、俞大方、陈忠良、张文才、李启文、李启明、周信文、戚耀胜、周德明等。1950 年,马万龙和李锡九分别受聘于上海推拿学校及其推拿门诊部,从事内功推拿临床及教学工作。1959 年上海中医学院附属推拿医士学校编写的《中医推拿学》中推拿功法仅有易筋经,尚无少林内功。1960 年上海中医学院附属推拿学校编写的《推拿学》和 1961 年上海中医学院编写的中医学院试用教材《中医推拿学讲义》已经出现少林内功锻炼方法，1963年，上海中医学院附属推拿学校又编写了《少林内功》，作为推拿功法习练课程的专用教材。从此，少林内功逐渐成为各地中医院校推拿专业的推拿功法专业课程之一。

新时代内涵

少林内功是否为"内功"一说，还存在较大分歧。"内功"可以说是"内练一口气"，以"气"为基础，通过呼吸吐纳、精神意守等"静态"方式来锻炼人体内部脏器，使得阴阳调和，气血充盈，祛病延年。而"外功"则是"外练筋骨皮"，是锻炼筋、骨、皮的功夫。武术中，外功指习武者经过专门的系统训练，使身体的筋骨具有比常人强的抗击打能力；养生功法中的外功，主要是以肢体导引、按摩为主的动功。但不论是养生家还是武术家的内功，在习练时对"气"的体悟和运用都是极其重要的。

本书所指的少林内功是推拿功法之少林内功，而非少林寺僧人所练的易筋经、洗髓经等内功。推拿功法之少林内功分为裆式锻炼法、单人锻炼法和双人锻炼法，是桩功和套路结合的一种锻炼方法，强调以力贯气，所谓"练气不见气，以力带气，气贯四肢"。在锻炼中，要求两下肢用"霸力"，也就是用足力气，以五趾抓地，脚跟踏实，下肢挺直，脚尖内收，两股用力内夹，躯干挺拔，挺胸收腹含颏；上肢则要求凝劲于肩、臂、肘、腕、指，呼吸自然，动作协调。练习时力达于四肢腰背，气随力行，注于经脉，使气血循行畅通，荣贯四肢九窍、五脏六腑，达到阴阳平衡，气血充盈。

可以说推拿功法之少林内功注重锻炼两下肢的"霸力"和上肢的"灵活性"，算是一种外功。但内功的练习方式，是不局限于静态的；不仅有静态坐功，还有肢体运动与呼吸相结合的动功、硬气功，对强身健体、祛除疾病都有极好的作用。推拿功法习练之少林内功也突出强调了"气"与力的功能关系，通过下肢裆势与上肢动作结合，发力缓慢持续，下实上虚，以力带气，从而更容易发挥"气"的功能，以外力导引气在体内的运行，最终达到通调气血、外荣四肢、内贯五脏、扶正固本的作用。因此，强调"练气不见气""以气导力""气贯四肢"的推拿功法之少林内功被称为"内功"是合适的。本书还将通过更多的理论与实践操作，详细介绍如何更好地将呼吸、意念与功法习练动作相结合，以达导引养生的最佳效果。

少林内功的基础理论

少林内功作为内功推拿流派的基本功法，依然植根于祖国传统导引术，以中医理论为基础，内容十分丰富，如阴阳学说、五行学说、藏象学说、经络学说、精气神学说、病因病邪学说、疾病的预防与治疗原则等。传统功法主要涉及其中的阴阳、气血、藏象、经络、精气神等学说理论，基于此来指导病人自我锻炼、扶正祛邪，最终达到阴阳平衡、气血强盛、经络通畅、脏腑调和的自然状态。

阴阳学说

阴阳学说以阴阳的运动变化规律来阐释世间万物在发生、发展、变化中阴阳之间存在的对立、互根、消长、转化等多重关系。少林内功中的动静结合、动中求静、静中求动，理论依据均与阴阳学说有关。

传统中医理论认为：动则生阳，静则生阴。因此，健身气功功法多从外动内静着手，动中求静，紧中求松。即使静功也并非绝对的静，而是外静内动，静极生动，调整阴阳于相对平衡之中。阴阳学说是中国古代研究自然界一切事物或现象的一种哲学思想，也是中医基础理论的组成部分，对练习健身气功有着重要的指导作用。阴阳最初的含义是很朴素的，指日光的向背，即向日为阳，背日为阴，后来引申为气候的寒暖，方位的上下、左右、内外，以及运动状态的躁动和宁静等，认为自然界相互关系的事物或现象都可分为阴和阳两个方面，阴与阳是相互对立、相互统一，任何一方都不能脱离另一方而单独存在，在不断地进行消长变化（即阴消阳长，或阳消阴长），保持着相对的动态平衡，维持着事物或现象的正常发展和变化，同时在一定条件下，可以向各自相反的方向转化（即阴可转化为阳，阳也可转化为阴）的特征。

少林内功作为以形体活动为主的功法，特点在于强调运用力气，四肢要用足力量，运动量较大，属于动功，也是"阳"的特征，但同时在每个动作中也有呼气放松的过程，有相对静止的内容，属于"阴"的范畴。少林内功中的每个动作主要依靠上肢运动，下肢保持静止，从开始的预备势到结束的收势，所有的动作都是动功和静功的对立统一，没有动功也就没有静功，没有静功也就没有动功。因此，少林内功是以动功为主，但又是静力性训练，能有效增强劲力，提高体力和体质，动中有静，动静相合，动以练形，静以养神，练养相兼，以阴阳学说为基础，指导功法锻炼养生。

气血学说

少林内功强调运用力气，四肢要用足力量，在此基础上着重锻炼两下肢"霸力"和上肢灵活性，做到"练气不见气，以力带气，气贯四肢"，使气随力行。

少林内功与气功有所不同，它的特点是在于功法习练时呼吸自如，不运气，不屏气。这个"调息"的过程包括调整呼气和吸气两个方面。呼出体内代谢产物，主要是二氧化碳，中医称之为浊气、病气，呼气以祛邪为主，属于泻法，故呼气属于阴。吸进新鲜空气，主要是氧气，中医称之为清气，吸气以扶正为主，属于补法，故吸气属于阳。少林内功在练习时通过一呼一吸地锻炼，不断扶正祛邪，调和气血，取得良好效果。

中医基础理论认为："气"是世界的本源，世界是由"气"构成的。《庄子·至乐篇》中说："气变而有形，形变而有生。"意思就是无形之气为有形之物的基础。第二，他们认为"气"是维持人的生命与保持健康的精微物质。《庄子·知北游篇》中还说："人之生，气之聚也。聚则为生，散则为死。"《幻真先生服内元气诀》中也说："人藉气而生，因失气而死。死生之理，尽在气也。"所以中国传统养生认为生命盛衰的变化都是"气"作用的结果，人体"气"的质量好坏决定了人生命状态的优劣。因此，练气与养气就成为中国传统养生的主要内容。正如传统养生所云："善养生者养其形，善养形者养其气。"因此，"气沉丹田""意与气合""气与力合"等也就成为传统养生功法中的功法习练口诀和要领。少林武术理论中，"气论"也有多方面的体现。《罗汉行动全谱》序言："天地万物皆一气之所结而成，天地无气则阴阳息，万物无气则生机灭，养气固不重哉。而人为万物之灵，则养气尤为重。"这里指出天地万物的本源即为"气"，而作为以人的身体为活动载体的武术，"养气"尤其重要。

中医学认为，血是构成人体和维持人体生命活动的基本物质之一，主要由营气和津液所组成。血在脉中运行，被输送至人体的各个器官及皮肉之内，对人体全身起到输送营养物资的作用。如《难经·二十二难》说："血主濡之。"人体全身的内外器官所需要的营养和能力都是靠血液来运送和补给的，这个意义上讲，血的运输就相当于人体器官的后勤物资补给供应系统。《素问·五脏生成篇》说："肝受血而能视，足受血而能步，掌受血而能握，指受血而能摄。"此外，血还是神的主要物质基础。《素问·八正神明论篇》说："血气者，人之神，不可不谨养。"血气充盛，则精神充沛；血气虚弱，则精神衰退，气血紧密相关。

历代气功家多主张意守下丹田，即关元穴（脐下三寸），这个部位与人体生命活动的关系最为密切，位于人体中心，是先天之气海，养生吐纳吸气凝神之地。古人称为人身元阴元阳交关之处，老子称之为"玄之又玄，众妙之门"。在武术运动中的运用最主要的体现形式就是"丹田呼吸"，所谓"丹田呼吸"即为腹式呼吸，少林内功通过"以力贯气"将动作与呼吸配合，这种运动方式有利于胸部舒展，使肺活量增大。此外，由于腹式呼吸，膈肌的上下活动幅度显著加大，使体内气体交换能力加强，对胸腔和腹腔中的脏腑器官作挤压按摩，推动脏腑上下蠕动，可将大量空气吸进血氧最新鲜浓郁的肺底部，将废气排出，并带动相关肌肉放松，促进血液循环，使三焦气机通畅，脾胃升降和顺，有助于消除肝脏瘀血。脾气旺盛，营血充盈，统血功能亦必正常。

少林内功以裆势为基础练习，在练习中由自然呼吸入手，逐步过渡为腹式深呼吸，与此同时要意守丹田，就是精神集中，呼吸节奏达到缓匀状态，全身练丹田气。练少林内功时要求"气沉丹田"，尽量保持自然，不要有意识地强行向下压气，心神安定，不受外界的干扰，使心气运行流畅，能更好发挥其统辖血液循环的功能，使血液运行通畅充盈。行拳时"心为令，气沉丹田"，使心肾相交，水火既济，这样就加强了两肾和命门的功能，从而使肾精充实，阳气时盛，行动轻捷，二便调和，骨强齿坚，发泽耳聪。

经络学说

"经络"一词首见于《黄帝内经》，《灵枢·邪气脏腑病形》记载："阴之与阳也，异名同类，上下相会，经络之相贯，如环无端。"中医经络学说的研究对象主要是人体经络系统各组成部分、人体器官的生理功能、病变表现，人体经络系统中的血气运行与外部自然界的关系，经脉线上的穴位及其医疗作用等。在武术功法训练理论看来，"经络者，气血之道路也"，认为经络作为气血运行的通道，关联和影响人的身体健康。

明代医家及气功家李时珍"内景隧道，惟返观者能照察之"一语，道出了经络与气功的渊源——气功锻炼者的功法习练感觉很可能是经络走向的主要依据之一。李氏的《奇经八脉考》专论经络与气功的关系，并举例分析了医家与气功家在经络认识上的异同。

经络在少林内功中的应用，主要体现在以下几个方面。其一，将经络作为锻炼的对象，通过影响相应的脏腑及其经络，起到疏通经络、条达气机的养生保健作用。其二，将某些穴位作为静功意守的部位，如传统气功中的上、中、下三丹田，实际上分别包括了头面部、胸部、下腹部的多个穴位。其三，"借"某些经络作为气功调整气机的通道，中医的经络学说认为，经络的走向是既定的，所谓"手之三阴从胸走手，手之三阳从手走头，足之三阳从头走足，足之三阴从足走（腹）胸"；但在气功中则可通过临时"改变"某些经络的气血运行方向，"借"其将气血"送"至特定的部位。

藏象学说 🌀

藏象学说首见于《素问·六节藏象论篇》。藏象学中的"藏"指的是人身体内部的器官，即脏器；"象"有两个所指，一是指脏器的解剖形态，二是指脏器的生理病变外在表现。藏和象，一个为内一个为外，藏在人的身体内部，在古代医学技术条件下，一般的医学处理都是在看不到藏的形体下进行的，这时候靠的就是"象"，即通过人体的外在表现来观察和推测内在的藏。两者结合起来就叫作"藏象"，是内在与外在的统一体，是本质与现象的统一体。"藏象学说"主要就是研究人体内部脏腑器官与外部形体器官的相互作用和相互关系，以及人体脏腑组织与四时阴阳变化等关系的学说。藏象学说是《黄帝内经》理论的核心内容。对于藏象理论的形成，《素问·五脏生成论篇》提出"五脏之象，可类推"的原则。张介宾说："象，形象也。藏居于内，形见于外，故曰藏象。"（《类经·藏象类》）藏不可见，古代中医根据五行理论，直观经验和实践经验，将人体内的脏器按照对自然界的认识分为五类，对应五行，最终经过长期的探索发展出系统的藏象理论。

在气功学中，则以五脏为主，兼及脑等奇恒之腑。气功锻炼是通过对心、身、息三者的调控，达到使精气"满"而不虚、流而不滞的目的。其间，离不开五脏功能的发挥。心藏神而主血脉,为"五脏六腑之大主","主明则下安"。因此,调心的实质,在一定意义上就是调整心的功能,并由此收获心静神宁、气血流畅等健身效果。肺主气而司呼吸,为"五脏六腑之华盖"。气功的调息亦称调气,即调整呼吸之气与全身气机,其实质离不开对肺的功能调整。脾胃为后天之本,气血生化之源。气功锻炼培养气血、强身健体等的作用,离不开强健的脾胃功能。肾藏精、主纳气。肾气是否充足,关系到人的健康长寿,故健身气功延缓衰老、提高老年人生活质量的种种作用,均与其增强肾气的作用有关。肝的功能以主疏泄为首,一方面能够调畅全身气机,以使脏腑经络之气的运行通畅无阻;另一方面又能调畅情志,使人心情舒畅,功法锻炼行气活血的作用和心理调节的作用,都离不开中医五脏之肝。

精、气、神学说 ✨

精、气、神对于人体而言最为宝贵,故将其称为人体的"三宝"。如《性命圭旨》谓:"精、气、神,三般原是一根生……以其流行,谓之气;以其凝聚,谓之精;以其妙用,谓之神。"精、气、神是少林内功锻炼的对象,锻炼的目的,通过锻炼,增强人体精、气、神的功能。

在进行功法锻炼时,特别强调精、气、神三者之间的转化,《类经》云:"精能生气,气亦生精。"《悟真篇注》则认为:"精能生气,气能生神。"精、气、神"三宝"藏于人体不同的部位——上、中、下三丹田,上丹田以督脉印堂穴(两眉连线中点)为中心,藏神;中丹田以胸部膻中穴(两乳头连线中点)为中心,藏气;下丹田以任脉关元穴(脐下三寸)为中心,藏精。

少林内功同多数传统养生功法一样,通过意守丹田,达到养生益寿延年的作用。主要分为四个阶段,第一阶段"炼谷化精",和下丹田紧密相关;第二阶段"炼精化气",意守下丹田和中丹田;第三阶段"炼气化神",意守中丹田;第四阶段,从上丹田入手,旨在"炼神还虚"。但若意守不当,有时会发生某些不良反应,以意守中、上丹田为多见。且意守的状态要求较高,故少林内功通过以力贯气的形式,常采用意守下丹田之法,以动形静神调气为主体,动以养形、静以养神、调养真气,通过力量的锻炼运用,带动气血的运行,达到动以养形即以运动形体作为养生的主要途径,认为科学合理的运动可以起到保养形体的作用。因为形体是生命的宅宇,只有形体强壮,人体的所有生命活动才有可能正常,而运动是强壮形体的重要手段,运动有助于气血运行。

少林内功训练重视精、气、神的作用,以人体作为活动载体,通过内功和外功对人体内外两个方面进行锻炼,促进内壮外强,不断提高武术功力。正是因为这样,传统武术功法对"形"也是极为重视的,对"形"有着严格的要求。如训练中要求"挺胸""拔背""提臀""收腹""站如松,坐如钟""中正圆和",动作"静如处子,动如脱兔"。通过对"形"的塑造和锻炼,来刺激身体内部要素,激发潜力,并通过持续性练习的积累,量变引起质变,最终提高"精、神、气、血"等内部要素的质量,这正是传统武术功法训练基本的方法论和指导思想。通常,武术功法训练首先要进行的就是对"形"的理解和把握。

少林内功的特点

少林内功是中医内功推拿流派的重要组成部分,包括单人锻炼、双人锻炼、负重锻炼等,锻炼动作丰富、内容不拘一格。突出讲求"气"的功能和"力"的作用,通过下肢基本裆势与上肢动作锻炼的结合,要求发力缓慢持续,下实上虚,以力带气,发挥"气"的功能,以外力导引气在体内的运行,达到通调气血、外荣四肢、内贯五脏、扶正固本的作用。强调"练气不见气""以气导力""气贯四肢""心与意合,意与气合,气与力合"。

丹田呼吸

与多数养生导引功法一样,少林内功的锻炼要求呼吸自如、不可屏气,有意识徐徐运劲,通过力的作用来引导"气"的运行,同样需要丹田呼吸,少林内功的习练主要通过特定动作的发力,易于引导新手的呼吸锻炼。

如前文所述,所谓丹田呼吸也是分阶段的,只有通过不断地习练,日积月累才能达到效果。在少林内功中主要用到的是下丹田呼吸,即腹式呼吸,常见的呼吸主要有胸式呼吸和腹式呼吸。胸式呼吸以肋骨和胸骨活动为主,吸气时胸廓前后、左右径增大,呼吸时,空气直接进入肺部,因此胸腔会变大,而腹部保持平坦。腹式呼吸则以膈肌运动为主,吸气时胸廓的上下径增大。腹式呼吸时,横膈肌下降,腹压增加,能够增加膈肌的活动范围,从而影响肺的通气量以改善脏器功能。

腹式呼吸主要有两种形式,顺式呼吸与逆式呼吸,即根据呼吸与腹部收放相对运动的不同定义。顺式呼吸指的是吸气时腹部鼓起,而呼气时腹部排空;逆式呼吸则相反,吸气时腹部内收,呼气时腹部放松。两者都属于自然呼吸,但腹式呼吸作为深呼吸运动需要通过长期的锻炼揣摩才能达到,因此,在习练少林内功时不应强求丹田呼吸,而应呼吸自然,通过力的引导有意识地进行深呼吸运动,不断使"气"下沉,运行到下腹部。

不论是基本裆势锻炼还是单人或双人的动作锻炼,自然有意识地进行丹田呼吸,通过力的引导呼吸吐纳来达到"心与意合,意与气合,气与力合"的高深境界。

下实上虚 🐦

少林内功在功法习练时,强调下实上虚,外紧内松,着重锻炼两下肢的"霸力"和上肢的灵活性。要求下肢灌力挺直,躯干挺拔,挺胸收腹敛颌,足跟踏实,脚尖内收,两股用劲内夹,五趾抓地,稳而牢固;上肢在进行各种姿势锻炼时,要求凝劲于肩、肘、腕、指。

中医有"百病以下肢为根","人老腿先衰"之说,故下肢经脉畅通,气血充盈,则强膝健筋,健步有力。正如功法习练家们所谓"筑其基、壮其体",扎实而坚强的下肢力量对人体的健康有着重要的意义。

从解剖学上看,双腿的肌肉含量、骨骼重量、血管和神经分布量几乎占据人体的一半,每一次的双腿运动,肌肉、骨骼、血管、神经参与量最大,所以,双腿运动健身的效率最高。从人体的血液循环特点上看,静脉血的回心过程是依靠肌肉收缩来完成的,有人形象地称腿部肌肉的收缩等于"按摩心脏"。少林内功的功法习练过程中,强调下肢动作,要求运用"霸力"(即用足力气,以五趾抓地,足跟踏实,下肢挺直,两股用力)使下焦气机畅旺,以健肾壮腰。少林内功以持续地进行强度的等长性肌肉收缩为功法习练的准则,首先强调裆势、步形,通过下肢各种屈曲、起伏,使下肢肌肉、韧带以及腹肌、腰肌、背肌等都得到一个全面的锻炼,通过长期练习,可使下肢肌肉充实、力量大增。

在基本裆势中,站裆势下肢以内侧肌群,如趾骨肌、股薄肌、长收肌、短收肌以及大收肌等为主收缩加紧;马裆势下肢以半腱肌、半膜肌、股二头肌、缝匠肌、股薄肌以及腓肠肌为主,使两膝屈曲下蹲并使膝部和脚尖微向内扣，以其拮抗肌即股四头肌收缩，保持马步姿势，并通过骶棘肌和腹直肌、腹外斜肌和腹内斜肌等的作用，以挺胸收腹，将重心放在两腿之间，从而达到增强下肢肌力；弓箭裆下肢以髂腰肌、股直肌、阔筋膜张肌、缝匠肌以及半腱肌、半膜肌、股二头肌和腓肠肌为主，使前腿屈髋屈膝。而以股四头肌为主使后腿挺直，用劲后沉，使势有待发之态，以增强下肢肌肉的爆发力；低裆势下肢以半腱肌、半膜肌、股二头肌、缝匠肌、股薄肌、腓肠肌及髂腰肌、股直肌、阔筋膜张肌和缝匠肌为主，屈膝屈髋，使上身下沉并同时以其拮抗肌，即股四头以及臀大肌、股二头肌、半腱肌和半膜肌收缩，使身体保持低裆势，极为有力地增强下肢肌力；低裆势基础上的三起三落以髂腰肌、股直肌、阔筋膜张肌、缝匠肌等屈曲髋关节；以半腱肌、半膜肌、股二头肌、缝匠肌、股薄肌和腓肠肌等屈膝关节，使身体下沉；而站立时，则以臀大肌、股二头肌、半腱肌、半膜肌等伸展髋关节；以股四头肌伸展膝关节，使身体站立。

上肢再以上臂和前臂肌群发力为例，少林内功中前推八匹马及三起三落式中，双上肢以肱三头肌为主，前推时要求蓄力于肩臂指端，两臂运力，徐徐向前推动；倒拉九头牛及单手拉金环中，上肢以肩胛下肌、胸大肌、背阔肌及大圆肌为主，使两掌沿两胁前推，边推边将前臂内旋，以肱二头肌、肱桡肌以及旋前圆肌收缩，劲注拳眼，紧紧内收。少林内功功法锻炼通过掌从胁肋下擦推而出，徐徐有力，两手都有螺旋翻转，使前臂肌肉产生一个拧转裹抱的过程，形成拧劲、争劲、螺旋劲等，通过各部肌肉、韧带的伸展收缩，相互争衡，增强上肢关节的稳定性及肌肉力量的提升，另外，上肢肌肉、韧带、关节充分伸展，得到有效锻炼，还可以预防急、慢性损伤，使关节更加灵活和稳固。腕、掌、指的锻炼原理相同，亦有相对应的招式着重于上肢各关节的力量及灵活性锻炼。

以力贯气，气随力行 ☁

功法习练时除了要求呼吸自如、不可屏气，有意识徐徐运劲外，少林内功重点要求四肢手脚要用足力量，蓄劲于指端，力达四肢腰背，做到"练气不见气，以力带气，气贯四肢"。使得气随力行，注于经脉，使气血循行畅通，达到"外紧内松""外刚内柔、刚柔相济"，濡养四肢百骸和五脏六腑，以达扶正祛邪之目的。

以站裆势为例，并步，头如顶物，两目平视，口微微张开，舌抵上腭，下颌微收,含胸舒背,收腹敛臀,两手自然下垂于身体两侧,五指并拢微屈,中指贴紧裤缝,两脚相靠,足跟踏实,脚尖内收,两股用劲内夹,五趾抓地。

下肢灌力挺直,躯干挺拔,然后左足向左平跨一步,两腿之间距离相当约于两横脚宽,宽于肩部,双足尖略收成内八字形,足跟踏实,五趾抓地,两股用劲内夹,运用霸力,劲由上贯下注足。双手叉腰,微挺腹,收腹敛臀,两肩向后夹紧;两手后撑,挺肘曲腕,前胸微挺,后臀要蓄,肩腋莫松,四指并拢,拇指外分;头顶平,两目平视,勿左右盼顾,精神专注,呼吸随意,双下肢膝关节伸直,不可屈曲,两手虎中叉腰时,四指在前,拇指在后,两肩尽量向内夹紧,两手后伸到达30度以上,勿屈肘,腕关节尽量背伸,两手臂旋内,四指指尖朝下。做到三直四平,精神专注,呼吸随意。

根据少林内功特点要求,站裆势作为基本站桩功,需要足尖略收成内八字站立,五趾着地,外分,站裆势下肢以内侧肌群,如趾骨肌、股薄肌、长收肌、短收肌以及大收肌等为主收缩夹紧,运用霸力,劲由上贯下注足。上肢以背阔肌、大圆肌、三角肌后束为主使得两臂后伸,以斜方肌使两肩胛靠拢,并通过前臂后肌群,如桡侧腕长伸肌等使手腕背伸,拇长伸肌和指总伸肌等使手指甚至,总之要凝劲于四肢末端,使气贯四肢。四肢末端乃十二经脉之本,练习本裆势可通调十二经脉气血,使其循行舒畅,外荣四肢百骸,内贯五脏六腑,从而调和阴阳,疏通气血,调整脏腑功能,以达扶正祛邪之作用。

少林内功习练要点

气沉丹田,腹式呼吸

现代应用的各种呼吸方法,都是从古代方法中发展而来的,由于男女生理上的差异及人们习惯的不同,出现的呼吸形式也会不同。如在生理上,男子的腹式呼吸易于出现,女子则胸式呼吸较多。

一、常用的呼吸锻炼方法

(一)静呼吸法

功法习练者在精神活动相对安静的状态下,有意识地把呼吸锻炼得柔和缓深长的呼吸法。常用的静呼吸法包括如下三种:自然呼吸法、深长呼吸法和数息呼吸法。

① 自然呼吸法

自然呼吸法是呼吸锻炼的基础呼吸法,也是呼吸锻炼的最低要求,是推拿功法中静呼吸法之一,是对呼吸进行锻炼的一个起点,也是呼吸锻炼的最低基本要求。在自然的状态下,以自己的意念活动逐步把呼吸锻炼得比平时柔和、细缓、均匀,并且达到"意气相随"的境地。

【方法】

功法习练时,功法习练者对自己的呼吸要像平时那样,在思想上不要特别注意自己的呼气和吸气,但是这种呼吸锻炼方法又与平时呼吸不完全一样,是要求在身体放松,排除杂念,心神宁静的状态下,以自己的意念逐步地把呼吸锻炼到柔和、细极、均匀的地步,并且达到"意气相随"的境地。

【要求】

(1) 心神宁静,排除杂念。

(2) 身体放松(全身放松,包括形态与精神)。

(3) 不要特别注意自己的呼气和吸气。

② 深长呼吸法

在自然呼吸的基础上,逐步把呼吸锻炼到深长的呼吸方法。

【方法】

功法习练时,吸气,口齿轻闭,舌抵上门齿内,以意把"气息"徐徐引至丹田,自然地稍做停顿之后,再将气缓缓呼出。呼气时,舌尖自然,口齿微开一小缝,将"气"自丹田经口缓缓呼出,呼气后也自然地稍做停顿,如此一呼一吸反复进行,逐步把呼吸锻炼到深长的地步。

【要求】

(1) 吸气后与呼气后作停顿。

(2) 停顿都要在自然的前提下进行,不可憋气。

(二) 腹式呼吸法

腹式呼吸法是随着吸气与呼气的运动,有意识地形成一种小腹部一张一缩的呼吸方法。

这种呼吸法对胃肠运动和消化功能具有显著的改善作用,同时这种呼吸法由于横膈肌上下活动幅度的增大和腹壁前后活动幅度的增大,可对内脏器官起到按摩作用,并通过神经系统的反射作用,对大脑皮质的功能产生有益的影响。腹式呼吸法有"正呼吸法""反呼吸法""停闭呼吸法"。

① 正呼吸法

正呼吸法也叫作顺呼吸法,就是一般的腹式呼吸,吸气时腹部逐渐隆起,呼气时腹部逐渐内收的呼吸方法。

【方法】

功法习练时:吸气(鼻吸或鼻口兼用)舌体轻抵上腭(用舌尖的稍后方自然地轻抵上腭),舌尖轻抵下门齿内侧,口齿轻闭,将气息缓缓地引至丹田,自然地稍做停顿,舌抵上腭不动,小腹随着吸气慢慢鼓起,随后将舌体放松,口齿微开,把气缓缓呼出,呼气后也自然地稍做停顿,同时随呼气再将鼓起小腹慢慢地缩回。如此一呼一吸,小腹一起一伏地反复练习。

【要求】

(1)吸气后与呼气后的停顿必须自然。

(2)做深呼吸锻炼,不能过于勉强,更不能用憋气的办法。

(3)呼气吸气时腹肌自然逐渐隆起与收缩。

② 反呼吸法

反呼吸法又称为逆呼吸法,是指在吸气时腹肌逐渐收缩腹部凹下,呼气时腹肌自然放松,腹部逐渐隆起的一种呼吸法。

【方法】

这种呼吸法的小腹运动方法,正与"顺呼吸法"相反,功法习练时,吸气将舌体轻抵上腭,舌尖部轻抵下门齿内侧,口齿轻闭,将气缓缓引至丹田后,随吸气将小腹慢慢地向里边缩回,吸气后自然地稍做停顿,并意守丹田,舌抵上腭不动,随后将舌体放松,口齿微开,再把气自丹田沿鼻缓缓呼出,同时随呼气将缩回的小腹慢慢向外鼓起,呼吸后,也自然地稍做停顿,停顿时意守丹田。如此一吸一呼,小腹一起一伏地反复练习。

【要求】

同顺呼吸法。

二、丹田呼吸的要求和原则

丹田呼吸是太极内功养生延年益寿的关键,在太极内功修炼的四个阶段均有体现:第一阶段"炼谷化精"和下丹田紧密相关;第二阶段"炼精化气"和下丹田及中丹田紧密相关;而第三阶段"炼气化神"和第四阶段"炼神还虚"是和上丹田紧密相关。

第一阶段是"炼谷化精",主要指的是太极拳锻炼过程中,习练者会感觉自己的消化吸收功能增强,身体逐渐强壮,免疫力增强,这是因为太极拳锻炼过程中有助于习练者剔除五谷杂粮的糟粕,帮助消化吸收五谷杂粮的精华。

第二阶段是"炼精化气",主要指的是太极拳锻炼过程中可以把五谷杂粮的精华转变成五脏六腑的精气,推动全身气血的运行。特别是补充肾气有助于生殖、生长和发育,有助于全身各个器官的健康。习练者在这个阶段会气血充足,精力旺盛,身体比较强壮,对常见的疾病有一定的防治作用。

第三阶段是"炼气化神",中国文化元素中的"神"主要指的是精神、意志、知觉、运动等一切生命活动的最高统帅,它包括魂、魄、意、志、思、虑、智等活动,通过这些活动能够体现人的健康情况。这个阶段是在"炼精化气"的基础上,五脏六腑的精气开始养"神",主要体现在人的大脑可以更加迅速、敏捷地指挥人体的每个部位,人体的感觉和运动非常协调和灵敏。

第四个阶段"炼神还虚",在前面三个阶段的基础上,通过对"神"的锻炼,使人体身心的状态更加符合大自然的规律,可以从阴阳动静变化变成无极状态,也就是从"有"变成"虚无"的状态,最后达到"道法自然"。

中国传统功法中提到的丹田呼吸是以腹式呼吸为主。腹式呼吸过程中可以增强胸腔和腹腔之间膈肌屏障的上下运动幅度,以及腹部深层肌群和腰椎旁肌群的协同运动,这些运动对肺、心脏、肝脏、肾脏、脾胃及肠道等器官可以起到按摩作用,促进血液循环,调节内脏功能。所以很多习练者腹式呼吸过程中会感觉到肠蠕动增加,食欲增加,这也是传统气功养生延年益寿的关键。

丹田呼吸习练过程中是以肚脐下方腹部呼吸运动为主,而不能通过胃的运动带动腹部运动,这种错误的丹田呼吸可能会造成胃部疼痛以及胃下坠感。初学者可以在床上仰卧或者侧卧练习,仔细体会肚脐下方的呼吸运动。

三、呼吸锻炼的注意事项

呼吸锻炼掌握得好,就有利于整个功法习练的进行和疾病的迅速好转及恢复。运用得不好,也容易出现一些不良反应,影响功法习练的正常进行。古人曾说:"御气如伏虎。"就说明了这个问题。呼吸的锻炼,要注意下面这些问题。

①　不能盲目追求一步到位。推拿功法中几种呼吸法都应该由浅入深，由自然呼吸开始，逐渐加深，由简从繁，次数逐渐增加，从自己的体质和当时的具体情况出发，选择适当的呼吸方法，不要盲目追求高、精、尖的形式和方法。否则，将是有害无益的。

②　心平才能气和。无论选用哪一种呼吸方法，都应该从形体放松、情绪安宁入手，因为只有形体放松，情绪安宁，机体的新陈代谢才能处于一种平稳状态，呼吸亦会自然平静下来，而渐趋于有规律的缓慢状的呼吸。而自然调和的呼吸正是进一步锻炼呼吸的基础。

③　要从"自然柔和"入手。练呼吸必须从"自然柔和"入手，结合"不迟不速""莫忘莫助"，这样才有利于精神安宁和形体放松。掌握"自然柔和"这个基本要求后，才能逐步锻炼深长的呼吸。如果一开始就放弃了这个基本要求，不顾呼吸的规律，盲目地进行深长的呼吸、缓慢的呼吸和停闭的呼吸，那就使精神不能安静，从而引起呼吸中枢兴奋，加之大脑皮质对于深长缓慢呼吸而造成的缺氧状态还缺少适应能力，势必造成呼吸急促、气闷胸痛、心悸不宁等不良现象。

④　深长的腹式呼吸是练出来的。深长的腹式呼吸是在逐步锻炼、循序渐进的基础上，结合一些有效手段而形成的，绝不是单凭主观愿望做出来的。"意守脐中"易于形成腹式呼吸，形体放松也易于形成腹式呼吸，"腹内松净气腾然"就是很好的经验。

⑤　随息等方法是临时手段。呼吸锻炼中随息、数息、听息、观息等方法，除了有助于情绪安宁和易于入静外，亦颇有利于呼吸的"调柔入细，引短令长"，并容易使它形成规律。但这些都是临时手段，掌握得好，在达到预期要求后，就应放弃。如果作为功法习练中主要呼吸方法而抓住不放，反会变成入静的障碍，使呼吸变得紧张。

⑥　停闭呼吸法在功法习练初期不宜应用。停闭呼吸法，无论是呼停或吸停，在功法习练初期不宜随便应用，必须经过一个时期的锻炼，在形成深长腹式呼吸后再考虑采用，而且停闭时间不宜太长，初期就练停闭，或停闭太长，常会引起气机阻塞，出现胸闷、胸胁不适甚至疼痛、头晕等现象。

⑦　气沉丹田是一种体会。功法习练中，常提到"气沉丹田"的问题，有人说，吸一口气，送到少腹丹田里，就是气沉丹田。我们知道，吸入的空气只

能达到肺里，在肺里进行气体交换，是不可能达少腹部的，所说气沉丹田，只是用意识引导呼吸，似乎有徐徐送入腹部脐下的感觉。

因此，"气沉丹田"实际上就是呼吸配合意识的一种呼吸方法，也即是用深长的吸气配合着下沉的意念而已。由于深长地吸气，可迫使横膈下沉，所以产生了气体下沉的感觉。

舌抵上腭，头如顶物 🍃

一、"舌抵上腭"以吞津炼精

中国传统功法在习练时经常要求"舌抵上腭"，动作虽然简单但其养生作用有重大意义，很多初学者往往会忽略这个动作要领。

舌抵上腭可以单独习练，动作简单易学，对健康有效，方便快捷：口唇轻轻闭拢；牙齿自然扣合；舌尖自然地抵在上腭；舌体保持一定的张力（不可过于僵硬也不可过于无力）。

功法习练时，舌抵上腭可以维持姿势不变，日常自由锻炼时可以舌抵上颚，正方向和反方向转动，正方向 3 圈，然后反方向 3 圈，然后再转动 6 圈、9 圈。

舌抵上腭的锻炼会引起唾液增多，然后把唾液分 3 份缓缓地咽下。因为舌抵上腭时，我们舌下的舌系带就会受到牵拉，刺激其两侧的"金津""玉液"穴，从而使我们口里迅速分泌津液（即口水），当口中的津液充满时，便可吞下。这类津液又名"琼浆玉液"，是功法习练的重要原料。

把口水吞下时，有时需用意识导引，路经膻中穴（中丹田）至关元穴（下丹田），入肾，最后至"肾子"（男性的睾丸）或者"胞宫"（女性的子宫与卵巢）。传统医学里，把这种吞咽口水的功法习练方式叫作"吞津练精养生法"。中医认为，津液有滋润、濡养的作用，吞食自己分泌的津液，可滋补脾胃"后天之本"，并以此来固护肾的"先天之精"，即"以后天补先天"。

舌抵上腭另外的作用是为了连通任督二脉。任脉起于会阴穴，上终于承浆穴（位于下颌颏唇沟的中点）；督脉下起于长强穴，上终于龈交穴（位于唇系带与上齿龈的相接处）。可以看到，人体的任督二脉之气血，并未相联通。而舌抵上腭这一动作，便可使任督二脉在口中相沟通（古时又称"搭鹊桥"），气血运行无阻，阴阳两脉交衡，则正气得以充实，体健而益寿。

现代医学研究表明,唾液中除去大部分水(占 90％)之外,还有 10％的有机质,其中包含了淀粉酶、溶菌酶、各种免疫球蛋白、氨基酸和黏液蛋白等。每天吞咽一定量的唾液,可以起到提升自身免疫力、促进消化、保护胃黏膜的作用。

所以,功法习练时舌抵上腭,再配合吞咽津液,用意念推动其运行转化,可使精神内守,情志调衡,阴阳调和。所谓"内功修炼,重在调心",精神情志宁静祥和,功法习练自然事半功倍,水到渠成。

二、"头如顶物"以提起精神

"头如顶物"的要求是为了:①头颈部"非用力上顶,要空虚";②要"头容正直、精神提起"。

精神能够提起,也就是古拳谱所谓的"神贯顶"。古人"神贯顶"的意思是指无思无虑的宁静因而头脑清醒灵敏。这种"头脑宁静清醒灵敏"既是养生长寿的必需,也是武术活动中发挥不经过思想的潜意识的作用,也就是"用真意";"非用力上顶,要空虚",换言之就是头颈丝毫不用力,十分放松。"精神提起"就需要这样头容正直、头颈不丝毫用力上顶的放松。

由于"头如顶物"必须是"头颈放松"的,所以实际上头颈部的肌肉是丝毫不存在"向上顶"的;头颈部仅仅是尽量维持竖起挺直,而这种"竖起挺直"由于人体脊柱的生理弯曲,仍然是表现为上部向前微微倾斜的。如果不是这样,头颈垂直地竖起挺直,那是局部使用了勉强的拙力使得头颈反张,根本就谈不上放松与自然了。

要做到"头如顶物",第一,两个眼要平视,这样面部自然端正。第二,下颌要微收,眼微闭,舌抵上腭。功法不仅有身法的要求,还有气息的问题。任督二脉在口腔是断开的,通过舌抵上腭,就接通了任督二脉,有利于内气的循环。第三,脖颈要自然竖起来,不要过于用力。这样,头部就基本是端正的了。

要从整体上把握"头如顶物",头在人体中处于最高层,地位最高。头的主要作用就是提携全身,它就好像军队的元帅。头要端正,不仅仅练习站桩要求端正,做其他的事情也是如此要求。

头最忌讳的是偏斜、俯仰、摇晃。如果那样,不仅拳练不好,平时的仪表也不会好。再者,从中医的角度看,头是六阳交汇的地方。中医理论讲,人体有足三阳经、手三阳经,它们交汇在头部;人体有任督二脉,交汇处也在头部。因此，头部是一个非常重要的地方。

在站桩过程中要重视头部的端正，做到"提顶吊裆，松腰沉胯，收腹敛臀，气沉丹田"。在这里，要注意身法上从百会穴到会阴穴要垂直。

只要把"顶"（百会穴）提起来。这样不求中正而自然中正，颈项不求伸直而自然伸直，而且身体如悬空中，脊柱也就自然拉长。

五趾抓地，气贯四肢

一、五趾抓地促进气血涌动

五趾抓地是训练的结果，不是训练的手段。五趾抓地的操作就是脚平铺余地，用你身体流动的重量，如同弹钢琴一样，一个一个地碾压过你的脚趾，通过脚趾的流动变化使得原本束缚脚趾的筋肌打开，使得五个脚趾上的肌腱都能够柔顺弹活，使得脚趾关节松开，气血自然而然地顺达脚底。此态下的练习会出现涌泉"空"的体感。脚趾练开了，会逐级传导到足弓、脚踝，才有骨架的节节贯穿，而不是筋肌的贯穿体感。

为什么要训练五趾抓地呢？我们常人常态下并不能平衡均匀地用到我们的五个脚趾，它们的受力是不均匀的，年轻人多用到脚跟和大脚趾，老年人多用到脚跟和侧脚趾；因为身体的移动或体重在脚底分配得不均匀，使得筋肌的舒张程度不同，进而影响了骨架结构。不均匀的骨架结构就不能获得均匀的地面给予身体的均匀反弹力，进而必定用筋肌牵拉扶正骨架，这个均匀反弹力的作用点就是涌泉。

首先，"抓"绝不是真抓，虽然五趾一抓能形成有效的骨架结构，起到较好的支撑作用。普通人的重心在脚跟或侧肌，很难在涌泉穴；"五趾抓地"其实就是促进"涌泉"之气血涌动的。这里的"抓"绝不是用力抓地的意思，而是类似"抓"之形状，为什么要做"抓"这个形状呢，因为"抓"的真实目的是让脚趾骨架撑圆，这样更有利于脚掌松平着地，让重心自然下沉，从而让气血产生回荡涌动的感觉。

在具体练的时候，脚趾要放松不要刻意用力抓，注意脚趾关节的开拉，此时脚趾略微向掌下回扣，涌泉穴自然松空张开；以后你的松沉功夫有了，自然就有"抓地"的感觉。所以，"五趾抓地"的本意就是这么一回事，类似于墙上扔"飞抓手"一样，要先张开再回收。

"五趾抓地"还有一个作用就是练脚下之钻劲。太极名家刘培中先生说："脚似钻者,指在实脚时转身,脚掌脚趾抓地不变,只借腰胯与膝之扭动而钻,腿即与脚掌之力相合入地而似钻。"比如脚趾抓地,为的是使力量传到膝上,脚跟蹬地使其力量传到胯上;这便是脚力与膝、胯之间的关系。因而,"五趾抓地"也可以理解为既是方法也是结果。

二、气贯四肢促使气血畅通

功法习练时除了要求呼吸自如、不可屏气,有意识徐徐运劲外,少林内功重点要求四肢手脚要用足力量,蓄劲于指端,力达四肢腰背,做到"练气不见气,以力带气,气贯四肢"。使得气随力行,注于经脉,使气血循行畅通,达到"外紧内松""外刚内柔、刚柔相济",濡养四肢百骸和五脏六腑,以达扶正祛邪之目的。

以站裆势为例,并步,头如顶物,两目平视,口微微张开,舌抵上腭,下颌微收,含胸舒背,收腹敛臀,两手自然下垂于身体两侧,五指并拢微屈,中指贴紧裤缝,两脚相靠,足跟踏实,脚尖内收,两股用劲内夹,五趾抓地。

下肢灌力挺直,躯干挺拔,然后左足向左平跨一步,两腿之间距离相当约于两横脚宽,宽于肩部,双足尖略收成内八字形,足跟踏实,五趾抓地,两股用劲内夹,运用霸力,劲由上贯下注足。双手叉腰,微挺腹,收腹敛臀,两肩向后夹紧;两手后撑,挺肘曲腕,前胸微挺,后臀要蓄,肩腋莫松,四指并拢,拇指外分;头顶平,两目平视,勿左右盼顾,精神专注,呼吸随意,双下肢膝关节伸直,不可屈曲,两手虎中叉腰时,四指在前,拇指在后,两肩尽量向内夹紧,两手后伸到达30度以上,勿屈肘,腕关节尽量背伸,两手臂旋内,四指指尖朝下。做到三直四平,精神专注,呼吸随意。

根据少林内功特点要求,站裆势作为基本站桩功,需要足尖略收成内八字站立,五趾着地,外分,站裆势下肢以内侧肌群,如趾骨肌、股薄肌、长收肌、短收肌以及大收肌等为主收缩夹紧,运用霸力,劲由上贯下注足。上肢以背阔肌、大圆肌、三角肌后束为主使得两臂后伸,以斜方肌使两肩胛靠拢,并通过前臂后肌群,如桡侧腕长伸肌等使手腕背伸,拇长伸肌和指总伸肌等使手指甚至,总之要凝劲于四肢末端,使气贯四肢。四肢末端乃十二经脉之本,练习本裆势可调通十二经脉气血,使其循行舒畅,外荣四肢百骸,内贯五脏六腑,从而调和阴阳,疏通气血,调整脏腑功能,以达扶正祛邪之作用。

第二章 ——

少林内功分步解析

基本裆势

预备姿势

并步，双脚并拢立正，虚灵顶劲，头如顶物，两眼平视前方，口唇微开，舌抵上腭，下颌微收，含胸拔背，收腹敛臀直腰，双手自然下垂至于身体两侧，五指并拢微屈，中指贴近裤缝，脚趾抓地，保持身体正直，心平气和，自然呼吸。

站裆势

站裆势是最基本的站桩功，久练能以意运气，以气生劲，劲循经络到达四肢末端，增强指、臂、腰、腿的力量，同时配合呼吸也可以调整内脏功能。

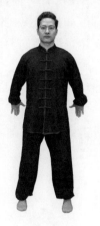
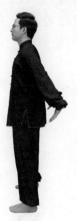

正面　　　　　　　　　侧面

【姿势步骤】

1. 左腿向左平跨一步，两腿之间距离略宽于两肩，脚尖内扣，双足尖略收成内"八"字形。

2. 脚跟踏实，足趾抓地，两条大腿用力绷紧内夹，运用霸力，"劲"由上贯下注入足部。

3. 双手叉腰，收腹敛臀，沉肩垂肘，双肩向后夹紧。

4. 然后两手向后撑出，前胸微挺，平肘伸腕，肘挺直，腕背伸，肩腋夹紧莫松，四指并拢，拇指外分，四指尖朝下，微微内扣。

1. 头顶平，目视前方，头勿左右盼顾，聚精会神。

2. 下肢膝关节伸直，不可弯曲。

3. 双手虎口叉腰时，四指在前，拇指在后，肩膀下沉向内夹紧。

4. 前臂伸直向后需尽量抬高，达到30°以上，切勿曲肘。

5. 腕关节背伸。

6. 手臂内旋，四指指尖朝下。

7. 做到"三直四平，精神专注，自然呼吸"。

【锻炼肌群】

本势要求下肢足尖略收，呈内八字站立，五趾抓地，下肢外旋，以两大腿内侧肌群，如耻骨肌、股薄肌、大收肌、长收肌及短收肌等为主收缩夹紧，运用霸力，劲由上贯下注足。

上肢以背阔肌、大圆肌、三角肌后束为主使两臂后伸，斜方肌用力使两肩胛骨内缘靠拢夹紧，并通过前臂桡侧肌群，如桡侧腕长伸肌等使手腕背伸，拇长伸肌和指总伸肌等使手指伸直。以达气贯四肢，凝气于四肢末端。

马裆势

马裆势是少林内功功法中锻炼下肢肌肉力量的基础动作，所谓练"架子"的功夫。久练能由内向外发力，故能增强腿、足、臂等力，使筋骨强健，脏腑坚固。

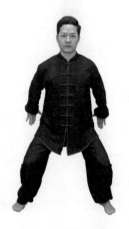 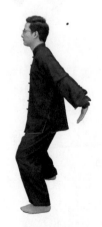

正面　　　　　　　　　侧面

【姿势步骤】

1. 左足向左平跨一步，两足踵距离较肩为宽。
2. 屈膝屈髋下蹲，两手虎口按于大腿前、膝上处。
3. 两手叉腰，挺胸收腹敛臀。
4. 两手后撑同站裆势。

【姿势要求】

1. 马裆势屈膝屈髋下蹲的角度为小于 45°。
2. 两足尖稍内扣或平行不得外撇。
3. 头顶平，两目平视，挺胸直腰，上身勿前倾。
4. 呼吸自然随意，锻炼时重心放在腰部，使气下沉于丹田。

【锻炼肌群】

本势是锻炼下肢的基本功，所谓练"架力"的功夫，它要求以半腱肌、半膜肌、股薄肌、股二头肌、缝匠肌以及腓肠肌为主，使膝关节屈曲下蹲和脚尖微向内扣，股四头肌收缩，保持马步姿势。

通过腹直肌、腹外斜肌、腹内斜肌、腹横肌和竖脊肌的作用，以挺胸收腹，将重心放在两腿之间，从而达到健腰补肾之功。

上肢锻炼肌群则同站裆势。

弓箭裆势

弓箭裆势是少林内功功法中锻炼裆势的重要"运功"之一。能提神顺气，活血通络，使内外坚固。

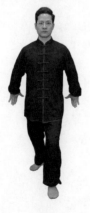
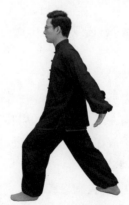

正面　　　　　　　　侧面

【姿势步骤】

1. 右足向右前方或右足横跨一大步,两脚距离可根据自己长短取其自然。

2. 身向右转,在前的右腿屈膝半蹲,足尖微向内扣,左腿在后,膝部挺直,略向外撇,脚跟必须踏实着地,为前弓后箭之势。

3. 上身略前俯,重心下沉,臀须微收,两手叉腰。

4. 两手臂后撑,挺肘,屈腕,掌根蓄劲。

【姿势要求】

1. 上身正直,直腰塌臀。

2. 全神贯注,虚灵顶劲,呼吸随意。

3. 前腿屈膝屈髋,各小于45°,小腿垂直地面,膝盖不超过足尖。

4. 后腿膝关节伸直勿屈曲。

5. 反手叉腰,两手后撑,腕关节背屈同前势。

【锻炼肌群】

本势是锻炼裆势的重要功势。要求呈前弓后箭之势,前腿屈髋屈膝,以髂腰肌、股直肌、阔筋膜张肌、缝匠肌,以及半腱肌、半膜肌、股二头肌、股内侧肌群和腓肠肌收缩为主,以股中间肌、股直肌、股内侧肌、股外侧肌收缩为主使后腿挺直。

锻炼时要用劲后沉,有蓄势待发之态,练至一个阶段就可结合上肢动作。

跨裆势

跨裆势是少林内功功法中锻炼下肢功力难度较高的动作,又称为“小马裆”。

【姿势步骤】

1. 准备姿势与马裆势基本相同。

2. 左足向左平开一小步,屈膝屈髋下蹲,足踵间距离约与肩宽。

3. 两手平放在两大腿近胯处,虎口朝内。

【姿势要求】

1. 上身正直,挺胸直腰。

2. 两腿不得超过肩宽。

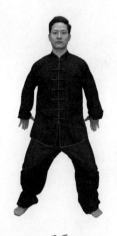
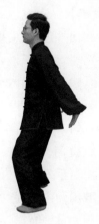

正面 側面

3. 两足尖不得外撇。

4. 重心尽量下沉,使大腿平行于地面。

【锻炼肌群】

同"马裆势"。

并裆势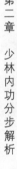

并裆势是少林内功功法中的基础裆势之一。主要锻炼两下肢的"霸力"。

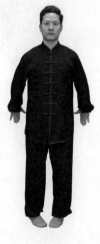
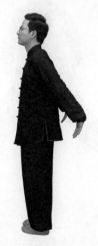

正面 側面

【姿势步骤】

1. 两足跟向外蹬，足尖相拢成内"八"字形。

2. 两足踏实，五趾抓地，两膝伸直，两股内收夹紧。

3. 双手叉腰，两肩向内夹紧。

4. 双手挺肘屈腕后伸，掌心朝下，四指并拢，拇指外分。

【姿势要求】

1. 挺胸收腹，上身正直，下颏微内收，两目平视，呼吸平稳，全神贯注。

2. 两足跟尽量外展，二足尖之间的夹角不得小于 90°。

3. 两下肢用劲内夹，膝关节不得屈曲。

4. 两肩胛向背柱靠拢，两臂尽量后伸。不得低于 30°。

【锻炼肌群】

同"站裆势"。

大裆势

大裆势是少林内功功法中主要裆势，可锻炼两下肢在外展下的霸力。

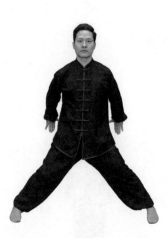
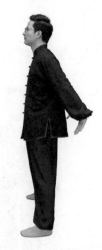

正面　　　　　　　　　　　　侧面

【姿势步骤】

1. 左（右）足向左（右）分开（可根据每人身体情况尽量可能外展）。

2. 膝直足实，两足尖内扣，足跟外蹬。

3. 两手叉腰，两肩须夹紧。

4. 两手后撑（要求同前）。

【姿势要求】

1. 挺胸直腰，头顶平，目须前视。

2. 两膝伸直勿屈曲。

3. 两下肢外展之足踵间的距离不得小于本人 5～6 个足的长度。

4. 两足尖不得外撇。

【锻炼肌群】

同"站裆势"。

悬裆势

悬裆势是少林内功功法中锻炼下肢功力难度最高的裆势，必须在有马裆基本功的基础上才能练此功。此又称为"大马裆"。

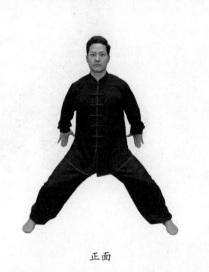
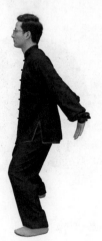

正面　　　　　　　　　　侧面

【姿势步骤】

1. 左足向左横开一大步，两脚尖微向内扣或平行，两脚跟微向外蹬，两足距离比马裆宽。

2. 屈膝屈髋下蹲，两手平放两胯处，虎口朝内。

3. 两手叉腰，两肩须夹紧，两肘向后。

4. 两手后伸，肘欲直，腕欲屈，两手指并拢，拇指外分。

【姿势要求】

1. 上身挺胸直腰，收腹，微微前倾，重心放在两腿之间，使气下沉，呼吸随意。

2. 屈髋屈膝须小于 45°，使大腿平行于地面。

3. 下蹲时两膝尖不得超过足尖。

4. 两脚之间距离约是本人 5～6 个足的长度。

【锻炼肌群】

同"马裆势"。

坐裆势

坐裆势是少林内功功法中坐盘功架。

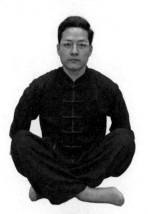 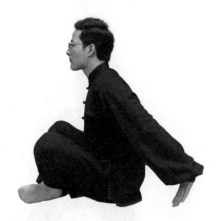

正面 　　　　　　　　　　　　　　　　侧面

【姿势步骤】

1. 左腿向左前方跨一步，两脚交叉。

2. 盘膝而坐，脚外侧着地，臀部坐于足跟。

3. 两手叉腰，双肩须向内夹紧。

4. 两手后撑，肘直腕曲，两手掌心朝下。

【姿势要求】

1. 上身微前俯，保持身体平衡。

2. 头顶平，两目平视，全神贯注。

【锻炼肌群】

本势要求在屈膝屈髋的基础上,增强臀部如臀中肌、臀小肌的后部肌束,及阔筋膜张肌、梨状肌等收缩力量,使髋关节外展,呈坐裆势。

低裆势 🌀

低裆势是少林内功功法中锻炼下肢功力的姿势,又称为蹲裆。

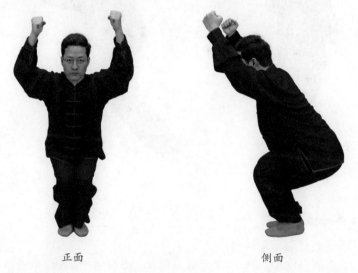

正面　　　　　　　　　　　　　　　侧面

【姿势步骤】

1. 五趾着地,足尖相拢,屈膝下蹲,足跟外蹬,上身下沉,臀部后坐。
2. 两手握拳前举,肘欲微曲,拳心相对。

【姿势要求】

1. 上身正直,头顶平,目须平视。
2. 下坐时,臀部紧贴后跟,不可着地。
3. 两足踏实,足跟不可提起。
4. 两手前举过头,手臂尽量上举。

【锻炼肌群】

本姿势以锻炼半腱肌、半膜肌、股二头肌、股薄肌、腓肠肌及髂腰肌、股直肌、阔筋膜张肌为主,屈膝屈髋,使上身下沉,并同时锻炼股四头肌、臀大肌、股二头肌、半腱肌和半膜肌收缩,使身体保持低裆势。

磨裆势 🌀

磨裆势是少林内功功法中换步锻炼裆势的动作。

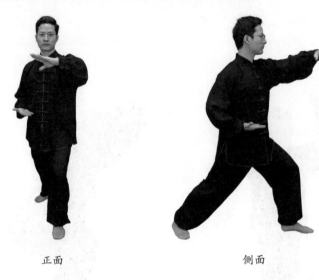

正面　　　　　　　　　　侧面

【姿势步骤】

1. 预备姿势与弓箭裆势同。

2. 上身略向前俯，重心下沉，臀部微收，右手仰掌护腰，左手俯掌屈肘向右上方推出，掌根及臂外侧徐徐向左方磨转，同时身随向左旋转，右弓步演变成大弓步。

3. 待全势由右转左后，即左俯掌变仰掌，收回护腰，右仰掌立变俯掌，屈肘向左上方推出（两掌在一收一出之际于胸处交会），慢慢向右磨转，左弓步随变右弓步。

【姿势要求】

1. 推掌时宜屈肘。

2. 两掌于胸前交会、收发。

3. 磨转时须掌根及臂外侧运劲。

4. 往返动作须徐徐运劲进行。

【锻炼肌群】

本势下肢要求呈前弓后箭势，上肢要求由仰掌化俯掌，屈肘向对侧上方推出,锻炼上肢肌群,以三角肌、冈上肌、冈下肌和小圆肌为主,蓄力于掌根、臂外,徐徐向对侧磨转,同时身随其转,右(左)弓步演变成左(右)弓步。

亮裆势

亮裆势是少林内功功法中换步锻炼裆势。不断地锻炼,能使气血周流,百脉通畅,劲贯全身。具有强筋壮骨内坚外实作用。

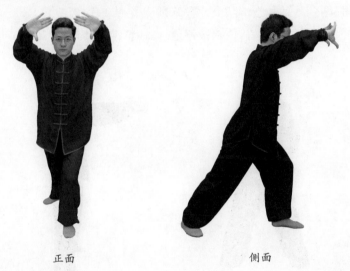

正面　　　　　　　　　　　　　侧面

【姿势步骤】

1. 预备姿势与弓箭裆势同。

2. 在弓箭裆势的基础上,两手由后向上亮掌,指端相对,掌心朝上。目注掌背,上身略前俯,重心下沉。换步时向右转,两掌收回,由腰部向后,再返上亮掌,左右同之。

【姿势要求】

1. 两手上举,掌须高过头。

2. 上身前倾,使背与下肢成一线。

3. 转身与变换动作自然协调。

【锻炼肌群】

本势预备姿势同"弓箭裆势",以锻炼冈上肌、三角肌、斜方肌和前锯肌为主,蓄力上举,亮掌,当换步后转时,两掌收回后伸。

姿势锻炼

前推八匹马

前推八匹马是少林内功功法中以腰部为主的锻炼手臂、指端活力的功法，能增强两臂蓄劲和指端功夫。久练则能宽胸理气，通三焦，疏腠理，活关节，壮骨骼，并能健运脾胃，使百脉流通，以达精神充沛，正气旺盛的目的。

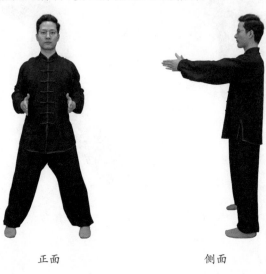

正面　　　　　　　　　　侧面

【姿势步骤】

1. 站好站裆势或指定的裆势，两手屈肘，直掌于两胁，待势。

2. 两掌心相对，拇指伸直，四指并拢，蓄劲于肩臂指端，使两臂徐徐运力前推，以肩与掌成直线为度。

3. 手臂运劲，拇指上翘，指端力求与手臂成直线，慢慢屈肘，收回于两胁。

4. 由直掌化俯掌，两臂后伸，下按，回于站裆势或指定裆势。

【姿势要求】

1. 胸须微挺，头勿顾盼，两目平视，呼吸随意。

扫码看视频
学功法养生

2. 以气催力,运劲于臂,贯于掌达于指,所谓"蓄劲于腰,发力小于指"。

【锻炼肌群】

本势为内功推拿的基础功法,前推时要求蓄力于肩臂、指端,两臂运力,其中尤以肱三头肌为主,徐徐向前推动。此势主要以锻炼肱三头肌为主,由于两手自胁肋两侧向前推出,使气机蓄行出于中焦,故能健脾和胃,促进胃肠功能。

倒拉九头牛

倒拉九头牛是少林内功功法中锻炼两臂之旋劲与掌之握力的主要姿势。久练则能疏通经络,调和气血,使阴阳相对平衡,达到健肺益肾,内外兼顾,扶正祛邪的目的。

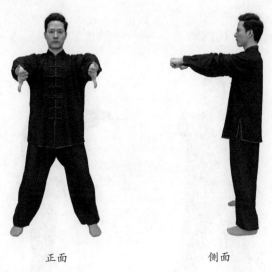

正面　　　　　　　　侧面

【姿势步骤】

1. 站好站裆势或指定裆势,两手曲肘,直掌于两胁,待势。

2. 两掌沿两胁前推,边推边将拇指缓缓向下,渐渐内旋,待推完时,虎口正好朝下,指端朝前。四指并拢,拇指用力外分。

3. 五指向内屈收,由掌化拳如握物状,劲注拳心,旋臂拳眼朝上,紧紧内收。徐徐行至两胁。

4. 将收回拳,变直掌下按,两臂后伸,回于站裆势或指定裆势。

扫码看视频
学功法养生

1. 思想集中，全神贯注，以意引气，使气随意。

2. 前推时，肘、腕伸直，勿抬肩，力求手与肩平。

3. 边推边将前臂内旋，边收边将前臂外旋，动作要协调。

4. 两臂后拉时两拳须尽量握紧，不可松劲。

【锻炼肌群】

本势前推时，要以肩胛下肌、胸大肌、背阔肌及大圆肌的练习为主，边推边将前臂内旋，当手臂伸直时，虎口正好朝下，再化掌握拳，拳眼朝上，以肱二头肌、肱肌、肱桡肌以及旋前圆肌收缩，劲注拳眼，由前向后紧紧拉回，犹如倒拉九头牛之势。久练可健脾和胃，增强脾胃消化功能。

单掌拉金环

单掌拉金环是少林内功功法中单手锻炼臂之旋劲以及掌之握力的姿势。

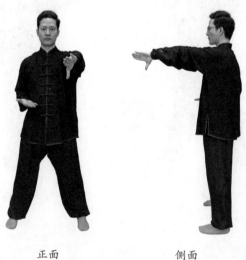

正面　　　　　　　侧面

【姿势步骤】

1. 站好站裆势或指定的裆势，两手曲肘，直掌于两胁，待势。

2. 右手前推，边推边将拇指缓缓向下，前臂渐渐内旋，待虎口正朝下时，掌心朝外，四指并拢向前，拇指外分。

扫码看视频
学功法养生

3. 五指内收，握拳使劲注拳心，旋腕，拳眼朝上，紧紧内收，似成直掌护胁。

4. 左手进行动作与右手相同。

5. 继上势后可两手同时进行锻炼（动作与倒拉九头牛势相同）。

【姿势要求】

1. 身体勿随意偏斜。

2. 头勿顾盼，两目平视。

3. 呼吸随意。

4. 臂欲蓄劲，掌侧着力。

5. 肘腕指伸直勿抬肩，力求手与肩平。

【锻炼肌群】

同"倒拉九头牛"。

凤凰展翅

凤凰展翅是少林内功功法中锻炼肩、臂、肘、腕、指端的基本姿势。其对腕指之功夫大有助益，久练则能调和内脏，有助胸廓的开展，从而增加气劲和旋力。

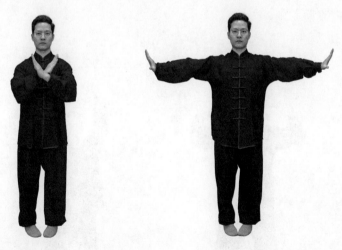

【姿势步骤】

1. 站好站裆势或指定的裆势，两手屈肘上行，处于上胸部成立掌交叉，待势。

2. 由立掌化为俯掌，腕欲屈曲，四指并拢，拇指外分，指欲上翘，两臂运劲缓缓向左右外分。

3. 两掌旋腕，屈肘内收，两侧蓄劲着力，徐收回，使掌心逐渐相对，处于胸前交叉立掌。

4. 由上胸之立掌化俯掌下按，两臂后伸，回于站裆势或指定的裆势。

【姿势要求】

1. 上身正直，头如顶物，目欲平视。

2. 切勿抬肩，自然呼吸。

3. 两臂沉静地运气发劲，所谓"蓄劲如开弓，发劲如发箭"，使气随意，以气发劲，劲由肩循臂贯于腕达于指。

【锻炼肌群】

本势外展时，以桡侧腕伸肌、尺侧腕屈肌、掌长肌、指浅屈肌和指深屈肌的练习为主，化仰掌为竖掌，并通过三角肌、冈上肌等上臂肌群的收缩锻炼，使两臂用力缓缓向左右外分，其形如凤凰展翅。同时，此势使胸廓扩张，上焦气机得以舒展，有宽胸理气、宣肺降逆的作用。调整气机，使亢逆之肝阳下降，故能防治原发性高血压、眩晕等。

霸王举鼎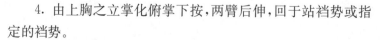

霸王举鼎是少林内功功法中锻炼两臂向上挺力之势。

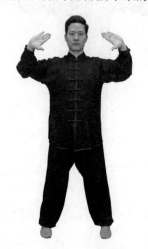
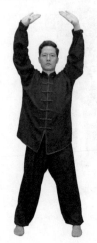

【姿势步骤】

1. 站好站裆势或指定的裆势，两手屈肘仰掌于腰部，待势。

2. 两掌缓缓上托，掌心朝天，过于肩部，掌根外展，指端由左右向内旋转，虎口相对，犹如重物徐徐上举，指端相对，四指并拢，拇指外分。

扫码看视频
学功法养生

3. 旋腕翻掌，指端朝上，掌侧相对，拇指外分，蓄力而下，渐渐收回护腰。

4. 在腰部仰掌化俯掌，下按，两臂后伸，回于站裆势或指定裆势。

【姿势要求】

1. 上身正直，勿倾斜，两目平视，头勿盼顾。

2. 上举时，两膝勿欲松，劲欲含蓄。

3. 上举，收回动作缓慢，劲勿松。

【锻炼肌群】

本势上举时，要求过肩旋腕翻掌，以桡侧腕长伸肌、桡侧腕短伸肌及所有伸指肌收缩锻炼为主，使腕关节尽量背伸挺肘缓缓上举。练习此势可使大脑的血液灌注量增加，有提神醒脑的作用。

两手托天

两手托天是少林内功功法中上举锻炼之势。

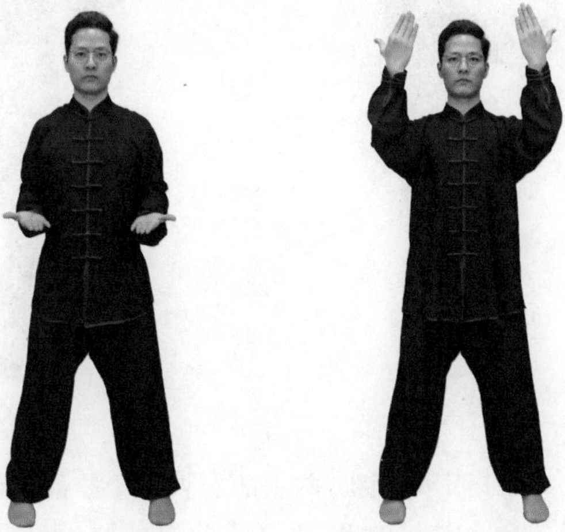

【姿势步骤】

1. 站好站裆势或指定的裆势，两手屈肘仰掌于腰部，待势。

2. 两仰掌上托，掌心朝天，指端着力缓缓上举至肘直。

3. 拇指向外侧运劲倾斜，四指并拢，掌根蓄力，屈肘徐徐而下，收回护腰。

4. 由仰掌在腰部变俯掌，下按，两臂后伸，回于站裆势或指定的裆势。

【姿势要求】

1. 头如顶物，两目平视，上举肘欲伸直。

2. 手上举须外旋前臂，使手背朝前。

3. 运劲时，四指并拢，大拇指伸直与四指外分。腕关节伸直勿屈。

【锻炼肌群】

本势仰掌上托时，以三角肌、冈上肌、斜方肌、前锯肌等为主，蓄力上举，如托天。可增强肩背部的肌肉力量。

顺水推舟

顺水推舟是少林内功功法中锻炼手臂前推旋劲之势。

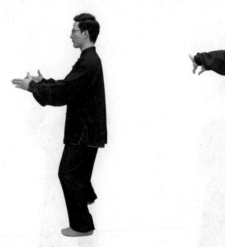

【姿势步骤】

1. 站好马裆势或指定的裆势，两手曲肘直掌于胁部，待势。

2. 两直掌运劲徐徐向前推出，边推边掌根外展，虎口朝下，四指并拢，拇指外分,由外向内旋转至肘直,指尖相对。

3. 五指端慢慢向左右外旋,恢复直掌,四指并拢,拇指运劲后翘,指端着力,屈肘蓄力而收,成仰掌护腰。

4. 由直掌化俯掌,下按,两臂后伸,回于马裆势或指定裆势。

扫码看视频
学功法养生

【姿势要求】

1. 头勿低,身勿倾。

2. 力求掌侧,肘直与肩平。

3. 腕欲尽量背曲。

4. 两肩下沉,勿屏气。

【锻炼肌群】

本势立掌前推时,要求以肩胛下肌、胸大肌、背阔肌、大圆肌及上臂肌群蓄力,边推边内旋前臂,同时通过桡侧腕长伸肌、桡侧腕短伸肌、尺侧腕伸肌及所有伸指肌的收缩,背伸腕关节,待推足后其形似环。可增强上肢的力量。

怀中抱月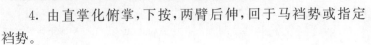

怀中抱月是少林内功功法中锻炼两上臂合力之势。

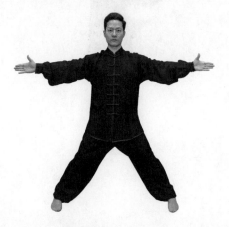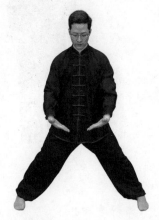

【姿势步骤】

1. 站好悬裆势或指定裆势,两手屈肘仰掌于腰部待发。

2. 两仰掌由腰部上提,化为立掌,在上胸处交叉,缓缓向左右外分,肘欲直，指端朝左右，掌心朝前，高与肩平。

3. 两指端向下，掌心朝内，慢慢蓄劲，上身略前倾，两手势如抱物。由上而下，由下而上徐徐抄起，直掌回收于上胸交叉。

4. 由上胸立掌化俯掌，下按，两臂后伸，回于悬裆势或指定的裆势。

扫码看视频
学功法养生

【姿势要求】

1. 上身须正直，松肩，使气下沉，呼吸随意。

2. 上臂运动须缓慢，用劲勿松。

【锻炼肌群】

以胸大肌、背阔肌、大圆肌以及肱二头肌等锻炼为主。可增强肌肉的力量，还可通利三焦、疏肝理气。

仙人指路

仙人指路是少林内功功法中左右臂交替运劲锻炼之势。

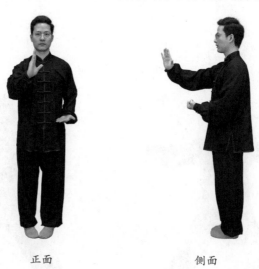

正面　　　　　　　　　　侧面

【姿势步骤】

1. 站好并裆势或指定的裆势，两手屈肘仰掌护腰，待势。

2. 右仰掌上提至胸，立掌而出，四指并拢，拇指伸直，手心内凹成瓦楞掌，肘臂运劲立掌着力推出，力欲均匀。

3. 推足后旋腕握拳,蓄劲而吸,左掌动作与右掌相同。

4. 待练好指定的次数或时间,化俯掌下按,两臂后伸,回于并裆势或指定的裆势。

扫码看视频
学功法养生

【姿势要求】

1. 上身正直,头顶平,目前视。

2. 立掌前推肘欲直,握拳回收拳须紧。

【锻炼肌群】

本势前推时,要求竖掌,并通过骨间掌侧肌(拇长伸肌)以及蚓状肌等,使四指并拢拇指伸直手心内凹呈瓦楞状,肘臂运力,向前推出。久练之,可增强指力,以使力量能力透指尖。

平手托塔

平手托塔是少林内功功法中仰掌前推之势。

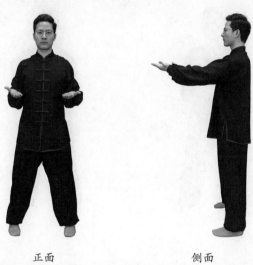

正面   侧面

【姿势步骤】

1. 站好站裆势或指定的裆势,两手屈肘仰掌,处于两胁,待势。

2. 两仰掌慢慢向前运劲推出,边推边拇指向左右外侧倾斜,保持掌平运行,犹如托物在手,推足后欲与肩平。

3. 拇指运功向左右外侧倾斜,四指齐着力,屈肘缓缓蓄劲收回,处于两胁。

4. 将在两胁之仰掌化俯掌，下按，两臂后伸，回于站裆势或指定的裆势。

【姿势要求】

1. 前推收回运动，四指伸直并拢，掌心摊平，手臂外旋。

2. 两掌之间距离与肩同。

3. 来回运动须直线进行。

【锻炼肌群】

本势前推时，要求以冈下肌、小圆肌为主，使前臂外旋，保持手掌平行，慢慢向前推出。

运掌合瓦 🌀

运掌合瓦是少林内功功法中左右手交替运劲锻炼之势。

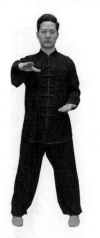
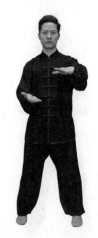

【姿势步骤】

1. 站好大裆势或指定的裆势，两手屈肘仰掌于腰部，待势。

2. 右手由仰掌化俯掌，运劲于臂贯指向前推足，指端朝前，掌心向下，蓄力待发。

3. 右手旋腕变仰掌，徐徐收回，待近胸时，左仰掌即变俯掌，在右仰掌上交叉，掌心相合。慢慢向前推出，掌心向下，右仰掌收回胁部，然后左仰掌收回于腰。

4. 将腰之仰掌化俯掌，下按，两臂后伸，回于大裆势或指定的裆势。

【姿势要求】

1. 肩欲松开，下沉，肘欲伸直。
2. 两掌与胸中交会，掌心相合，用劲勿松。

【锻炼肌群】

本势前推时，通过旋前圆肌、旋前方肌和肱桡肌的收缩，使仰掌化俯掌，而后再运力回前推出。可增强肌肉的力量，还可练习肺、肝胆和带脉，久练可疏肝利胆、宣肺束带。

风摆荷叶 🌀

风摆荷叶是少林内功功法中由内走外、由外入内锻炼之势，所谓既走阴又走阳的练法。练至相当时间，在掌平气实的基础上，自觉能神贯于顶，使气沉丹田，运气时，劲又能随意，由肩循臂贯肘，达于指端，故为增强臂力和旋劲的一个主要姿势，久练本势，则能强筋健骨，使气血自顺，元气自固。

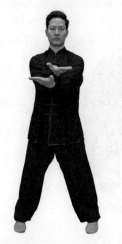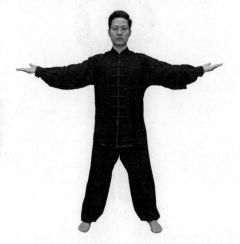

【姿势步骤】

1. 站好站裆势或指定的裆势，两手屈肘，仰掌于腰部，待势。
2. 两手屈肘，掌心朝上，四指并拢，拇指伸直，渐循至上胸，左在右上或右在左上交叉，运劲前推，然后拇指外侧含蓄着力，缓缓向左右外分，使两手平托成水平线。
3. 两仰掌慢慢合拢，左在右上或右在左上，交叉相叠仰掌回收，屈肘由胸前变俯掌，下按，两臂后伸回于站裆势或指定的裆势。

【姿势要求】

1. 上身正直，头如顶物，目欲平视，呼吸随意。

2. 肩、肘、掌须平成直线形。

3. 两臂由内走外，由外入内时两肘欲直，前臂欲外旋，掌平。

【锻炼肌群】

本势仰掌于腰部，通过肱三头肌等的收缩，运劲向前推足，然后以三角肌、冈上肌等上臂肌群为主，缓缓向左右外分使两手平托成水平线。久练可增强肩部及上臂的力量，同时有宣肺理气的作用。

顶天抱地

顶天抱地是少林内功功法中上肢运劲与腰部前屈配合锻炼之势。

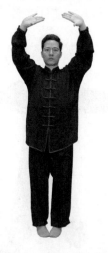
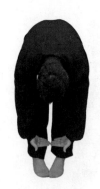

【姿势步骤】

1. 站好并裆势或指定的裆势，两手抑掌于腰部，待势。

2. 仰掌上托过于肩，旋腕翻掌，掌根外展，指端内旋相对，徐徐上举。待推足后，旋腕翻掌，缓缓向左右外分下抄，同时身向前俯，两掌逐渐合拢，拇指外分，两掌相叠（右掌在上左掌在下）。

3. 两掌如抱重物起立,处于胸部。

4. 旋腕翻掌,向下按,两臂后伸,回于并裆势或指定的裆势。

【姿势要求】

1. 上举四指并拢,拇指外分,蓄劲指端。

2. 弯腰掌背尽量靠地,蓄劲待发。

3. 上肢运劲与弯腰动作的配合要协调自然。

4. 下肢挺直勿屈膝。

【锻炼肌群】

本势仰掌上托时,要求过肩旋腕翻掌,以桡侧腕长伸肌、桡侧腕短伸肌、尺侧腕伸肌及所有伸指肌的收缩,使腕关节尽量背伸,挺肘缓缓上举,推足后以桡侧腕屈肌、尺侧腕屈肌、掌长肌、指浅屈肌、指深屈肌和拇指屈肌等为主,旋腕翻掌,再徐徐向左右外分下抄,同时身向前俯,两掌合拢相叠,缓缓提起,通过骶棘肌的作用,身体随势而直。此势可强健筋骨,补肾强腰,增强腰、腹和上肢的力量。

海底捞月

海底捞月是少林内功功法中锻炼两臂蓄力之势,形似海底捞月。

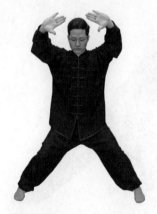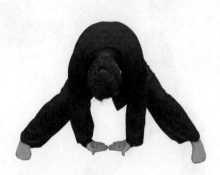

【姿势步骤】

1. 站好大裆势或指定的裆势,两手屈肘,仰掌于腰部,待势。

2. 两仰掌缓缓而上,由上胸徐徐高举,向左右外推分,掌翘朝上旋腕,再慢慢使掌心向下,同时腰向前俯。两掌由上而下逐渐靠拢,掌与掌相叠,掌心朝上似如抱物，蓄劲待发。

3. 两臂运劲，掌心指端着力，慢慢抄起，用抱力缓缓提到胸部成仰掌护腰，上身随势而直，待发。

4. 两仰掌变俯掌，下按，两臂后伸，回于大裆势或指定裆势。

扫码看视频
学功法养生

【姿势要求】

1. 上肢运劲时两下肢不可弯曲，脚须用霸力。

2. 上身正直，勿挺腹凸臀。

3. 上举运动与伸屈腰部运动配合宜协调。

【锻炼肌群】

本势仰掌上提以冈上肌、三角肌、前锯肌、斜方肌为主，将两臂缓缓上提，并通过三角肌和冈上肌等使两臂向左右分推，旋腕翻掌后以腹肌的收缩使身体微向前俯，同时以胸大肌、背阔肌、大圆肌等蓄力，将两掌由上而下，再由下而上慢慢抄起，形似海底捞月。此势可强健筋骨，增强腰、腹和上肢的力量。

饿虎扑食

饿虎扑食是少林内功功法中在弓箭裆势上，两臂旋转运劲配合腰部运动锻炼之势。

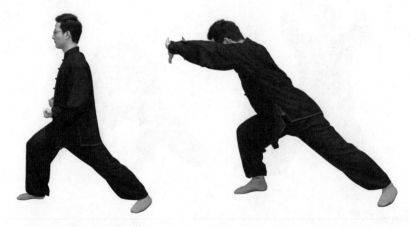

【姿势步骤】

1. 站好弓箭裆势，两手直掌护腰。饿虎扑食虎口朝下，腰随势前俯，"前腿待势似冲，后腿使劲勿可松"。

2. 五指内收握拳，旋腕，拳眼朝天，屈肘紧紧收回护腰。

3. 直掌前推，边推边将两拇指向内旋。

4. 将收回之直掌变俯掌，下按，两臂后伸，回于弓箭裆势。

扫码看视频
学功法养生

【姿势要求】

1. 上身正直，塌腰前膝屈曲在小于 45°，后膝伸直勿屈。

2. 边推边旋和上身前倾动作要配合自然、协调。

3. 两拳紧紧相握，勿松劲。

4. 边收边旋边直腰，动作要自然协调。

【锻炼肌群】

本势前推时，以旋前圆肌和旋前方肌为主，化仰掌为竖掌，同时以肩胛下肌、胸大肌、背阔肌和大圆肌收缩使前臂内旋，桡侧腕长伸肌、桡侧腕短伸肌、尺侧腕伸肌及所有伸指肌收缩，使两腕背伸，背、腿、腰也随势前俯，推足后握拳旋腕，屈肘紧收，身体随势而直。可增强腰背部、上肢和下肢的力量。

力劈华山

力劈华山是少林内功功法中侧身上下运劲锻炼之势。

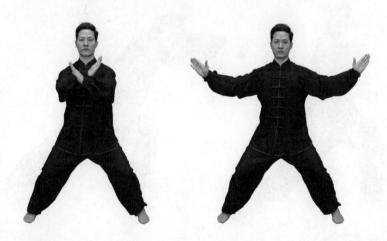

【姿势步骤】

1. 站好马裆势或指定的裆势，两手屈肘，在上胸部成立掌交叉，左在右上或右在左上，待势。

2. 两立掌缓缓向左右分推，两肩松开，肘部微曲，四指并拢，拇指后翘，掌心向前，力求成水平线。

3. 两臂同时用力，上下劈动，待劈最后一次成仰掌，收回护腰。

4. 由腰部之仰掌变俯掌，下按，两臂后伸，回于马裆势或指定裆势。

扫码看视频
学功法养生

【姿势要求】

1. 上身正直，头勿转侧俯仰摇动，两目要平视。

2. 下劈时，两臂蓄力，四指并拢，指间关节伸直，连续用力劈三次。

【锻炼肌群】

本动作立掌交叉，向左右分推，当两臂成水平线向下劈时，要求使斜方肌、背阔肌、胸大肌、大圆肌、肩胛下肌以及上臂肌群等蓄力，连续用力 3 次。

乌龙钻洞

乌龙钻洞是少林内功功法中在弓箭裆上进行上肢前后运劲，配合腰部运动锻炼之势。

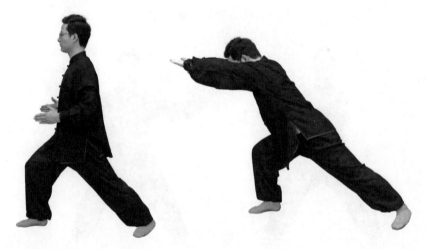

【姿势步骤】

1. 站好弓箭裆势，两手屈肘，直掌于腰部，待势。

2. 两直掌并行，掌心相对，徐徐前推，边推边将掌心向下，逐渐变成俯掌，指端朝前，上身随势前俯。

3. 推足后旋腕,指端外展,蓄力而收,边收边将掌心慢慢朝上,由俯掌演变为仰掌护腰。

4. 将回收之仰掌变俯掌,下按,两掌后伸,回于弓箭裆。

扫码看视频
学功法养生

【姿势要求】

1. 弓箭裆膝前屈,大腿平行于地面。

2. 下部两足尖内扣,用霸力而蓄之。

3. 上肢运劲与腰部运动要配合协调。

【锻炼肌群】

本势下肢站好弓箭裆势,调动髂腰肌,前腿屈曲以股直肌、阔筋膜张肌、缝匠肌,以及半腱肌、半膜肌、股二头肌、股内侧肌群和腓肠肌锻炼为主,后腿以股中间肌、股直肌、股内侧肌、股外侧肌收缩为主使腿挺直。

上肢以肩胛下肌、胸大肌、背阔肌和大圆肌收缩使前臂内旋,桡侧腕长伸肌、桡侧腕短伸肌、尺侧腕伸肌及所有伸指肌收缩,使两腕背伸,背、腿、腰也随势前俯。可增强腰背部、上肢和下肢的力量。

丹凤朝阳

丹凤朝阳是少林内功功法中左右交替侧方向运劲锻炼之势。

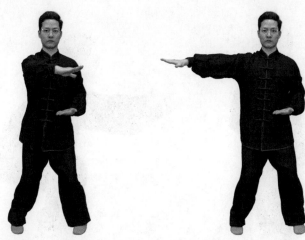

【姿势步骤】

1. 站好马裆势或指定的裆势,两手屈肘,仰掌于腰部,待势。

2. 左仰掌旋腕变俯掌，屈肘向胸之左上方运力外展，缓缓地运向右下方，屈肘运劲上抄，作半圆形，收回护腰。

3. 左手动作与右手相同，唯方向相反。

4. 待左右动作做好，即由仰掌变俯掌，下按，回于指定的裆势。

扫码看视频
学功法养生

【姿势要求】

1. 上身正直，挺胸直腰，勿抬肩。

2. 运劲外展动作缓慢，勿快，勿松劲。

【锻炼肌群】

本势以肩胛下肌、胸大肌、背阔肌和大圆肌收缩使前臂内旋，以三角肌、冈上肌、胸小肌、前锯肌使上臂外展，以胸大肌、背阔肌、肩胛下肌、冈下肌、斜方肌、菱形肌使肩关节和上臂内收。左右交替侧方向运劲，可增加肩关节活动度和后背部力量。

三起三落

三起三落是少林内功功法中以两臂向前后运劲，同时配合下肢下蹲与站立锻炼之势。

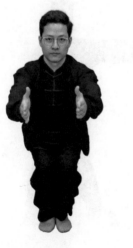
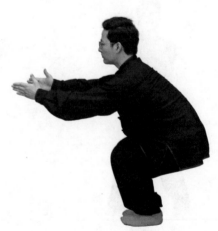

正面　　　　　　　　　　侧面

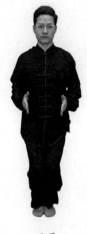
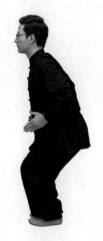

正面   侧面

【姿势步骤】

1. 站好低裆势或指定的裆势,慢慢下蹲,两手立掌于腰部。

2. 两掌前推,掌心相对,四指并拢,拇指运劲后伸。往返三次,须保持原势要求。

3. 在两掌第四次推出时,身体慢慢起来,边推边起,待起立时正好推足,两拇指蓄力,缓缓收回,身体随着收势,边收边徐徐下蹲,待蹲下后正好收回腰部,往返 3 次。

4. 将腰部之仰掌变俯掌,下按,两臂后伸。回于低裆势或指定的裆势。

扫码看视频
学功法养生

【姿势要求】

1. 上身正直,头勿随势俯仰摇动,两目平视。

2. 上肢运劲与下肢伸屈运动要配合自然、协调。

3. 往返动作需缓慢均匀。

【锻炼肌群】

本势以前推八匹马为基础,在前推与回收的同时,配合身体的下蹲与站立,连续 3 次。当屈膝下蹲时,以屈髋肌群,髂腰肌、股直肌、阔筋膜张肌、缝匠肌,以及屈膝肌群,半腱肌、半膜肌、股二头肌、缝匠肌、股薄肌和腓肠肌为主,使身体下沉。同时要求肩臂运力徐徐向前。当站立时,则以伸髋肌群,臀大肌、股二头肌、半腱肌、半膜肌,及伸膝肌群,股四头肌为主,使身体站立,同时上肢随蓄劲而收。本势上下肢同时练习,可强壮筋骨,增强上下肢肌肉的力量。

第三章 ——

常见病防治

虚　劳

虚劳又称虚损,是由多种原因所致的脏腑阴阳气血严重亏损,久虚不复的多种慢性衰弱病证的总称。现代医学的许多慢性疾病出现各种虚损证候与状态时,可参考本证辨证论治。

【诊断要点】

1. 病史中有生活失节、调摄不当等因素,或大病久病,产后或术后失血过多等。

2. 临床症状可见面色无华、发白或黯黑,形体消瘦,气短声低,心悸,健忘,头晕眼花,自汗、盗汗,形寒肢冷或五心烦热,倦怠乏力,食欲不振,腹胀,便溏,遗精滑泄,或月经不调甚则停闭等。

【治疗原则】

对于虚劳的治疗,当以"虚者补之""损者益之",即扶正为主。根据病理属性的不同,分别采取益气、养血、滋阴、温阳的原则。遵循辨证施治原则,以加强治疗的针对性。

【功法处方】

功法习练是内功推拿治疗虚劳的重要方法。可先选择**站裆势**结合**前推八匹马**、**倒拉九头牛**的动作进行锻炼,以后逐渐加强**马裆势**、**弓箭裆势**、**大裆势**锻炼,并可选择**两手托天**、**霸王举鼎**等动作进行练习。

每天早、晚各锻炼 1 次,每次 30 分钟左右,以汗出或舒适为度。

注意事项

1. 避风寒,适寒温。感受外邪,耗伤正气,通常是虚劳的重要原因。由于正气不足,卫外不固,容易招致外邪入侵,故应注意冷暖,避风寒,适寒温,尽量减少伤风感冒。

2. 调饮食,戒烟酒。人体气血全赖水谷以资生,故调理饮食对虚劳至关重要。一般以富于营养、易于消化、不伤脾胃为原则。对辛辣厚味、过分滋腻、生冷不洁之物则应少食甚至禁食。吸烟、嗜酒均有损正气,应该戒除。

3. 慎起居,适劳逸。生活起居要有规律,做到动静结合,劳逸适度。根据自己体力的情况,可适当地进行户外散步功法锻炼等。病情轻者,可适当安排工作和学习。适当节制房事。

4. 舒情志,少烦忧。过分的情志刺激易使气阴伤耗,是使病情加重的重要原因。

失　眠

失眠又称不寐,是指以经常不能获得正常睡眠为特征的一种病证。轻者难以入寐或睡中易醒,醒后不能再寐,或时寐时醒;重者彻夜不能入寐。本病可单独出现,也与头痛、健忘、眩晕、心悸等症同时出现。

【诊断要点】

1. 心脾两虚:多梦易醒,面色不华头晕目眩,心悸健忘,神疲肢倦,饮食无味。

2. 阴虚火旺:心烦不寐,头晕耳鸣,心悸健忘,颧红潮热,口干少津,手足心热,腰膝酸软。

3. 痰热内扰:不寐多梦,头重心烦,头晕目眩,口苦痰多,胸闷脘痞,不思饮食。

4. 肝郁化火:心烦不能入寐,急躁易怒,头痛面红,目赤口苦,胸闷胁痛,不思饮食,口渴喜饮,便秘尿黄。

【治疗原则】

养心安神,滋阴降火,清化痰热,疏肝解郁。

【功法处方】

功法习练是内功推拿治疗失眠的重要手段之一。患者可选择少林内功**站裆势**结合**前推八匹马**、**倒拉九头牛**等动作锻炼,也可选择**坐裆势**并配合意念导引。

每天早、晚各锻炼次,每次 30 分钟左右,以汗出或略感疲劳为度。

1. 失眠者在晚饭后应忌服刺激性和兴奋性食物和药物。
2. 手法应轻柔缓和，以诱导大脑皮质逐渐进入抑制状态。
3. 养成良好的作息习惯。

头　痛

头痛是临床常见症状之一，通常局限于头颅上半部，包括眉弓、耳轮上缘和枕外隆突连线上。病因较复杂，可由颅内病变、颅外头颈部病变、躯体疾病及神经症、精神病引起。外感头痛、颈源性头痛、偏头痛、内伤头痛等适宜手法治疗。

【诊断要点】

1. 颈源性头痛：起病或急或缓，有长时间低头伏案工作或失枕史，头痛连及颈项，伴颈椎活动不利，或头晕、恶心、畏光、目胀等。在患侧风池穴周围及上位颈椎关节突附近，有明显压痛，可触及结节状物。疼痛也可出现在前额眉棱骨及眼窝附近。

2. 外感头痛：起病较急，有明显感受外邪史，或头痛连及项背，或胀痛欲裂，或头痛如裹；可伴有发热、恶寒或恶风、身困、鼻塞、流涕、咽痛、咳嗽等症状。

3. 偏头痛：反复发作的一侧或双侧头痛，女性多于男性，发作前多有先兆，常因紧张、忧郁等诱发。用麦角胺治疗可缓解症状。

4. 内伤头痛：可因肝阳上亢、气血不足、肾虚失充、痰血阻络等引起，临床表现各异。

【治疗原则】

疏经，通络，止痛。

【功法处方】

功法习练是内功推拿治疗头痛的重要手段之一。患者须加强练习少林内功，可选择**站裆势**结合**前推八匹马**、**倒拉九头牛**等动作锻炼，以后逐渐加强**马裆势**、**弓箭裆势**的锻炼，并可选择**凤凰展翅**等动作进行锻炼。

每天早、晚各锻炼 1 次,每次 30 分钟左右,以汗出或略感疲劳为度。

1. 需排除出血、脑梗、肿瘤等常见的急慢性头痛的颅脑疾病;必要时,做头颅 CT 或 MRI 检查。

2. 头痛者应保持安静,心情愉快,保证充足的睡眠和休息,避免用脑过度、精神紧张,宜清淡饮食,适当进行散步、气功、太极拳等活动。

3. 头痛由颈椎病引起者,睡眠时要选用合适的枕头,仰卧时宜低、侧卧时与肩等高,避免工作中长时间低头,注意颈部保暖。

4. 头痛由高血压、动脉硬化引起者,要经常测量血压,保持血压稳定,控制饮食及血脂,饮食宜清淡,情绪宜稳定。

高 血 压

高血压是一种常见的慢性疾病,又称"原发性高血压",以动脉血压持续性增高为主要临床表现。成年人正常血压在安静状态下,收缩压≥140 mmHg 和(或)舒张压≥90 mmHg,即称为高血压。其临床表现以头目眩晕、头痛头昏、耳鸣、健忘、失眠、乏力等为特征,后期可有心、脑、肾等多脏器损害。

【诊断要点】

1. 肝阳上亢:头晕目头痛且胀,耳鸣、面赤,急躁易怒,夜寐不宁,每因烦劳、恼怒而诱发或加剧,伴胁胀、口苦。

2. 痰浊秽盛:头昏头痛,沉重如蒙、胸闷脘痞,呕恶痰涎,食少多寐。

3. 阴虚阳亢:以眩晕、耳鸣、腰酸膝软、五心烦热为主症,兼见头重脚轻、口燥咽干、两目干涩等症。

4. 阴阳两虚:血压升高兼见头晕目眩、心悸失眠、腰腿酸软、畏寒肢冷、小便清长。

【治疗原则】

根据本病的发生原因和证候特点,宜区分标本缓急,属虚属实,分而治之。

【功法处方】

功法习练是内功推拿治疗高血压的重要手段之一。患者须加强练习少林内功,可选择**站裆势**结合**怀中抱月**、**力劈华山**等动作锻炼,也可选择**坐裆势**配合意念导引。

每天早、晚各锻炼 1 次,每次 30 分钟左右,以舒适为度。

注意事项

1. 功法锻炼适用于 1 级和 2 级高血压患者,必要时配合药物治疗。

2. 高血压患者平时要节制饮食,减少盐的摄入量,忌食动物脂肪、内脏,防止体重超重,戒烟戒酒。生活要有规律,不宜过度疲劳和情绪激动,可在医生指导下进行适当的功法锻炼。

哮　喘

哮喘是哮咳和喘息的简称,哮为喉中鸣息有声,喘为呼吸气促困难。哮喘是影响人们身心健康的重要疾病,若治疗不及时、不规范,可能致命,而规范化治疗可使近 80% 的哮喘患者得到非常好的控制,工作、生活几乎不受影响。每年 5 月的第 1 个周二为世界哮喘日,旨在提醒公众对该疾病的认识,提高对哮喘的防治水平。少林内功功法不仅可以缓解发作时的症状,而且通过功法锻炼扶正治疗,可以达到祛除夙根、控制复发的目的。

【诊断要点】

1. 风寒袭肺:喘,呼吸难,恶寒、发热,鼻流清涕。

2. 风热犯肺:气喘,咳嗽,痰黄黏稠,口干,便干,尿黄,或发热恶寒,或周身痛楚,头痛,或咽喉肿痛。

3. 痰浊阻肺:喘息,咳嗽,痰多,咯出不爽,甚则喉中有痰鸣声,胸闷恶心,纳差口淡。

4. 肺虚:咳嗽频发,动则呼吸促迫,吸短呼长,甚则张口抬肩。

5. 肾虚:动则喘急,呼多吸少,胸闷气促,心悸气短,夜间不能平卧,咳吐少量黏痰,面黄消瘦,腰酸痛,食欲缺乏,尿频。

【治疗原则】

以宽胸理气,止咳平喘为原则。实证以祛邪为主,虚证以扶正为主。

【功法处方】

练习**站裆势**,逐渐配合上肢动作,如**前推八匹马**、**倒拉九头牛**、**风摆荷叶**,以后逐渐加强**马裆势**、**弓箭裆势**的锻炼,达到强身健体、扶正祛邪的目的。另外,可练习腹式呼吸法或做吐纳功,增加肺活量。

每天早、晚各锻炼 1 次,每次 30 分钟左右,以汗出或略感疲劳为度。

注意事项

1. 功法锻炼适宜治疗慢性哮喘,能提高呼吸道通气和局部抗病能力,加强药物的作用。

2. 在治疗过程中配合锻炼少林内功以扶正祛邪。

3. 季节交替时注意冷热,平时注意进行适当的户外活动。戒烟忌酒,忌食油腻酸辣等刺激性食物。不宜接触有刺激性的气体和灰尘。

肺　胀

肺胀是因咳嗽、哮喘等证日久不愈,肺脾肾虚损,气道滞塞不利,出现以胸中胀满,痰涎壅盛,上气咳喘,动后尤显,甚则面色晦暗,唇舌发绀,颜面四肢水肿,病程缠绵,经久难愈为特征的疾病。肺气肿和慢性阻塞性肺疾病可遵循常规治疗基础上,通过功法锻炼扶正补虚,控制发作。

【诊断要点】

1. 有长期慢性咳喘的病史。

2. 以肿(胀)、喘、痰、咳、瘀为本病的证候特征,常因明显的外感而诱发或加重。其中,肿(胀)是指胸中胀满,并见四肢颜面浮肿;喘是动则气短不续,吸少呼多,可闻及喘鸣音;痰为喘咳之时痰涎壅盛可闻痰喘;咳为长期反复发作性咳嗽;瘀为唇舌发绀,面色晦暗。

3. 有杵状指、唇甲发绀及肺气肿的体征。

4. X线片可见肺容积增大,肺透亮度增强,肋骨平行间隙增宽、横膈活动度减弱。位置低平,心影缩小,常呈垂直性。肺功能检查示残气量增多,最大通气量降低,第1秒钟间肺活量降低,气体分布不均。

【治疗原则】

扶正固本、宽胸理气,实证以祛痰为主、虚证以扶正为主。

【功法处方】

患者须加强练习少林内功,可选择**站裆势**结合**风摆荷叶**、**顶天抱地**等动作锻炼,锻炼时可配合出声发力。以后逐渐加强**马裆势**、**弓箭裆势**的锻炼,也可选择**大裆势**并配合意念导引。

每天早、晚各锻炼1次,每次30分钟左右,以汗出为度。

注意事项

1. 积极防治肺部疾病。本病乃由咳喘、哮病日久发展而成,故预防和及时治疗咳喘、哮等病证,是本病预防的关键。

2. 饮食宜清淡,平时注意预防感冒,远离诱发因素。

3. 坚持锻炼,增强体质。患者可根据体质、病情与爱好,选择少林内功、六字诀、养生功等项目进行锻炼,以改善肺脏通气功能,提高抗病能力,防患于未然。可根据体力及病情选择,运动量宜由小到大,时间由短到长,避免剧烈运动。

感　冒

感冒,轻者俗称"伤风",主要表现为鼻部症状,如喷嚏、鼻塞、流清水样鼻涕,也可表现为咳嗽、咽干、咽痒或灼热感等。发病同时或数小时后可有喷嚏、鼻塞、流清水样鼻涕等症状。2～3天后鼻涕变稠,常伴咽痛、流泪、味觉减退、呼吸不畅、声嘶等。一般无发热及全身症状,或仅有低热、不适、轻度畏寒、头痛。

普通感冒是最常见的急性呼吸道感染性疾病,多呈自限性,但发生率较高。全年皆可发病,冬春季较多。一般数天即愈。病情较重、引起广泛流行者称为时行感冒。可以通过功法锻炼提高体质、扶正补虚,减少发作。

【诊断要点】

1. 感冒初起,多见鼻塞、流涕、喷嚏、声重、或头痛、畏寒,或发热、咳嗽、喉痒或咽痛等,甚则恶寒高热、头痛、周身酸痛、疲乏等。

2. 根据病史、流行病学、鼻咽部的症状体征,结合血常规和胸部影像学检查做出临床诊断,一般无须病因诊断。

【治疗原则】

解表散邪,以对症治疗为主,必要时结合病因治疗。

【功法处方】

功法习练是内功推拿防治感冒的重要手段之一。在患者体力允许的情况下,可练习少林内功,选择**站裆势**结合**前推八匹马**、**倒拉九头牛**等动作锻炼,锻炼时可配合出声发力。以后逐渐加强**马裆势**、**大裆势**的锻炼,并可选择**饿虎扑食**、**乌龙钻洞**等动作进行锻炼。

每天早、晚各锻炼 1 次,每次 30 分钟左右,以汗出为度。

注意事项

1. 功法锻炼能迅速减轻感冒的临床症状,缩短病程。平时应积极进行功法锻炼。提高防病能力,注意随气温变化着衣,降低易感性。

2. 病情较重或年老体弱者应卧床休息,多饮水,注意营养,进食易消化食物,保持室内空气通畅。

3. 有明确指征者,配合服用抗菌或抗病毒药物,不要盲目服用抗生素。

胃 脘 痛

胃脘痛又称胃痛,是指以上腹部经常发生疼痛为主症的一种消化道病证。历代文献中所称的"心痛""心下痛"。多指胃痛而言。胃痛是临床上常见的一个症状,多见于急慢性胃炎、胃、十二指肠溃疡,胃肠功能紊乱。

【诊断要点】

1. 寒邪停胃:胃凉暴痛,遇冷痛重喜热饮食,口淡乏味。舌淡苔白,脉弦紧。

2. 饮食伤胃：暴饮暴食，胃饱胀痛，厌食拒按，嗳腐酸臭。舌苔厚腻，脉弦滑。

3. 肝气犯胃：痛窜胁背，嗳气痛轻，怒气痛重。舌边红苔白，脉沉弦。

4. 脾胃虚寒：胃凉隐痛，喜热喜按，饮冷痛重，食少。舌淡齿痕苔薄白，脉沉细迟。

【治疗原则】

散寒温中，消食导滞，疏肝理气，健脾止痛。

【功法处方】

胃痛缓解时可练习少林内功，选择**站裆势**锻炼，以后逐渐加强**低裆势**、**悬裆势**的锻炼，并可选择**三起三落**或**海底捞月**等动作进行锻炼，以耐受为度。胃脘痛表现虚实错杂功法习练需要动静结合、消补并举。

每天早、晚各锻炼 1 次。每次 30 分钟左右，以患者舒适为度。

注意事项

1. 按时进餐，多食清淡，少食肥甘及各种生冷辛热及刺激性食物，戒烟忌酒。

2. 饮食定时定量，长期胃痛的患者每日三餐或加餐均应定时，间隔时间要合理。

3. 坚持锻炼，增强体质。可选择少林内功等养生功法进行锻炼，以改善胃肠功能，循序渐进，避免过于剧烈的运动。

腹　泻

腹泻又称泄泻，是指排便次数增多，粪便稀薄甚至泻出如水样。大便溏薄而势缓者为泄，大便清稀如水而直下者为泻。本病一年四季均可发生，但以夏秋两季为多见。

本证在《黄帝内经》称为"泄"，有"濡泄""洞泄""飧泄""注泄"等名称。汉唐时代称为"下利"，宋代以后统称"泄泻"。亦有根据病因或病机而称为"暑泄""大肠泄"者，名称虽多，但都不离"泄泻"两字。按照发病缓急可分为急性泄泻和慢性泄泻。

【诊断要点】

1. 湿邪侵袭：症见发病急骤，大便稀薄或夹黏液，每日数次或10余次，腹痛肠鸣。泻后痛止，肢体酸痛。

2. 伤食泄泻：发病突然，脘腹胀痛，泻下粪便臭如败卵，泻后则痛减，嗳腐吞酸。

3. 肝气郁结：泄泻每因情绪波动时发作，平时感觉胸胁胀满，肠鸣腹痛，心烦不寐，嗳气纳少。

4. 脾胃虚弱：大便时溏时泄，完谷不化，反复发作，稍食油腻后大便次数增多，甚则食入即泻，食欲不振，面色㿠白。

5. 肾虚泄泻：黎明前脐周腹痛，肠鸣辘辘有声，痛发即泻，泻后痛减，口渴，形寒肢冷，腰膝酸软。

【治疗原则】

泄泻以祛湿健脾为总则，急性泄泻以祛湿止泻为主，慢性泄泻以健脾扶正为主。

【功法处方】

慢性腹泻可练习少林内功，选择**站裆势**结合摩腹锻炼，以后逐渐加强**低裆势**、**马裆势**的锻炼，并可选择**三起三落**或**海底捞月**等动作进行锻炼，以耐受为度。

每天早、晚各锻炼1次，每次30分钟左右，以患者舒适为度。

注意事项

1. 注意饮食、饮水卫生。

2. 急性腹泻患者随时注意病情变化，必要时应中西医结合治疗，慢性腹泻者注意腹部保暖，避免零食、冷饮及油腻食物。

3. 出现高热及明显脱水、酸中毒症状者，应在高热减退、水电解质平衡后再适当锻炼。

便　秘

便秘是指大便秘结不通，排便时间延长，或欲大便而艰涩不畅的一种病证。便秘的一般症状是排便困难,经常三五日或六七日才能大便一次。有部分患者大便次数正常,但粪质干燥,坚硬难排;或少数患者时有便意,大便并不干燥,但排出艰难。而另一部分患者由于便秘腑气不通,浊气不降,往往有头痛头晕,腹中胀满,甚则出现疼痛,可伴有脘闷嗳气、食欲减退、睡眠不安、心烦易怒等症。长期便秘,会引起痔疮、肛裂。

本证多见于各种急慢性疾病中。本节所论便秘,是以排便异常为主要症状者。由于其他疾病而兼见大便秘结者,不在论述范围。

【诊断要点】

1. 热秘:大便干结小便短赤,面红身热,或兼有腹胀腹痛,口干口臭。

2. 气秘:大便秘结便不得气频作胸胁痞满,甚则腹中胀痛、纳食减少。

3. 虚秘:①气虚便秘:虽有便意,临厕努挣乏力,挣则汗出短气,便后疲乏,大便并不干硬,面色㿠白。②血虚便秘:大便秘结,面色少华,头晕目眩,心悸,唇色淡。

4. 冷秘:大便艰涩,排出困难,小便清长,面色㿠白,四肢不温,喜热恶冷,腹中冷痛,或腰脊酸冷。

【治疗原则】

和肠通便,审证求因,辨证论治。

【功法处方】

功法习练是内功推拿治疗便秘的重要手段之一。患者须加强练习少林内功,可选择**站裆势**结合**顺水推舟**、**海底捞月**等动作锻炼,也可选择**低裆势**或**坐裆势**配合意念导引法。

全天早、晚各锻炼 1 次,每次 30 分钟左右,以患者舒适为度。

注意事项

1. 养成每天按时排便的习惯。

2. 避免食物过于精细,适当进食富含植物性纤维的食物,如蔬菜、水果。

3. 可每天自行按摩腹部,刺激肠蠕动,或练习腹式呼吸,提高肠蠕动力量。

消　渴

消渴泛指以多饮、多食、多尿、形体消瘦，或尿有甜味为特征的疾病。本病在《黄帝内经》中称为"消瘅"。口渴引饮为上消，善食易饥为中消，饮一溲一为下消，统称消渴。

与现代医学中糖尿病的临床表现相似。空腹血糖≥70 mmol/L，和（或）餐后 2 小时血糖≥11.1 mmol/L 即可确诊。功法锻炼对糖尿病并发症的预防有积极作用。

【诊断要点】

1. 热燥伤肺：烦渴多饮，口干咽燥，多食易饥，小便量多，大便干结。

2. 胃燥津伤：消谷善饥，大便秘结，口干欲饮，形体消瘦。

3. 肝肾阴虚：尿频量多，浑如脂膏，头晕目眩，耳鸣，视物模糊，口干唇燥，失眠心烦。

4. 阴阳两虚：尿频，饮一溲一，色浑如膏。面色黧黑，耳轮枯焦，腰膝酸软，消瘦显著，阳痿或月经不调，畏寒面浮。

【治疗原则】

清热育阳，生津止渴。

【功法处方】

功法习练是内功推拿治疗消渴的重要手段之一。患者可选择少林内功**站裆势**结合**怀中抱月**、**海底捞月**等动作锻炼，也可选择**坐裆势**配合呼吸、意念导引法。

每天早、晚各锻炼 1 次，每次 30 分钟左右，以舒适为度。

注意事项

1. 功法治疗消渴，必要时配合药物治疗。

2. 在应用功法治疗消渴时，要注意多休息。

3. 平时要节制饮食，减少甜食的摄入量，戒烟戒酒。生活要有规律，不宜过度疲劳，避免情绪激动，可在医生指导下进行适当的功法锻炼。

中风后遗症

中风后遗症是指患者出现一侧肢体瘫痪、口眼歪斜、舌强语涩等症状，大多为中风（脑血管意外）引起的后遗症。本部分介绍的是中风引起的以半身不遂为主的后遗症。半身不遂患者大部分有高血压病史，发病以老年人为多见。由于肢体功能的丧失，患者的健康受着严重的威胁。

【诊断要点】

1. 中风后遗症以单侧上下肢瘫痪无力、口眼歪斜、舌强语涩等为主症。

2. 初期，患者肢体软弱无力，知觉迟钝或稍有强硬，活动功能受限，以后逐渐趋于强直挛急，患侧肢体姿势常发生改变和畸形等。

3. 口眼歪斜：口角及鼻唇沟歪向健侧，两腮鼓起漏气，但能做皱额、盛眉和闭眼等动作。

4. 半身不遂：患侧肢体肌张力增高，关节挛缩畸形，感觉略减退，活动功能基本丧失，患侧上肢的肱二头肌、肱三头肌腱反射亢进、下肢膝腱和跟腱反射均为亢进、健侧正常。

5. CT 或 MRI 检查可确诊为出血或栓塞性脑病。

【治疗原则】

平肝息风、行气活血、舒筋通络、滑利关节是本病的治疗原则。

【功法处方】

功法习练是中风后遗症功能康复的重要手段之一。患者可选择锻炼少林内功**站裆势**结合**倒拉九头牛**、**凤凰展翅**等动作。若患者站立困难，可由医师或家属帮助进行，先训练手指或足趾的运动，再训练膝、肘关节及肩、髋关节。

每天早、晚各锻炼 1 次，每次 30 分钟左右，以患者能耐受为度。

注意事项

1. 中风后遗症疗程较长，医患双方都要有耐心。手法治疗和功法训练要循序渐进不可操之过急，以免引发意外。

2. 卧床不起的患者应注意经常翻身，预防压疮的发生。

3. 注意情绪和生活饮食的调摄，防止再中风。

颈 椎 病

颈椎病又称颈椎综合征,是一种中年者易患的慢性疾病,近年有年轻化的趋势。颈椎病是由于损伤或颈椎及其椎间盘、椎周肌肉韧带退变引起的脊柱平衡失调,刺激颈部血管、交感神经、脊神经根和脊髓等,产生颈、肩、背、上肢、头、胸部疼痛及其他伴随症状,甚至合并肢体功能丧失等。功法锻炼对于颈椎病有较好的治疗作用。

【诊断要点】

颈椎病的临床症状复杂多变、以颈项、肩臂、肩胛上背、上胸壁及上肢疼痛或麻痛为最常见。患者往往因颈部过劳、扭伤或寒冷刺激使症状加剧而诱发。临床症状的产生随病变在颈的平面及范围而有差异。

1 分型

(1)颈型:颈椎各间关节及周围肌肉韧带损伤,导致颈肩背局部酸胀、疼痛、僵硬。重者不能做点头、仰头及头颈部旋转活动、呈斜颈姿势。患者回头时,颈部与躯干须共同旋转。

(2)神经根型:颈丛和臂丛神经受压,造成颈项、肩胛上背、上胸壁、肩臂和手部放射性麻木、疼痛无力和肌肉萎缩,感觉异常。患者睡眠时,喜取伤肢在上的屈肘侧卧位。

(3)椎动脉型:颈椎关节退变,增生而压迫椎动脉,致使椎动脉、脊髓前动脉、脊髓后动脉供血不足,造成头晕、耳鸣、记忆力减退、猝倒(猝倒后因颈部位置改变,而立即清醒,并可起来走路)颈部侧弯及后伸到一定位置,则出现头晕加重,甚至猝倒。

(4)脊髓型:颈部脊髓因受压而缺血、变性,导致脊髓传导障碍。造成四肢无力、走路不稳、瘫痪、大小便障碍等病症。

(5)交感神经型:颈交感神经受压,造成心率异常、假性心绞痛、胸闷、顽固性头痛、眼痛、视物模糊、眼窝发胀、流泪、肢体发凉、指端红肿、出汗障碍等综合征。

(6)混合型:临床上同时存在上述两型或两型以上症状、体征者,即可诊断为混合型颈椎病。

2 相应检查

（1）检查颈项活动幅度是否正常。医师立于患者背后，一手安抚患者肩部。另一手扶其头部，将头颈部前屈、后伸、侧弯及旋转活动。注意其活动在何角度出现肢体放射痛，或沿哪条神经分布区放射。并注意其他症状的出现，有助于确定颈椎病的类型。

（2）触诊时医师立于患者后方，一手扶其头部，另一手拇指由上而下逐个触摸颈椎棘突，可发现：①患椎棘突偏离脊柱中心轴线；②患椎后方项韧带剥离、钝厚、压痛或有索条状硬物；③多数患者向棘突偏歪侧转头受限或有僵硬感；④患椎平面棘突旁开一横指处可有压痛，并沿一定的神经分布区放射至伤侧上肢。

（3）注意伤侧肢体有无发凉、肌萎缩与肌力、肌张力等情况。

（4）椎间孔压缩试验阳性、闭气缩肛试验阳性、臂丛神经牵拉试验阳性，对神经根型和椎动脉型颈椎病的诊断具有临床意义。

（5）神经协同检查应注意颈神经分布区的痛觉、触觉、温度觉有无改变，肱二头肌、三头肌腱反射有否减弱或消失，并注意下肢腱反射情况及有无病理反射。

（6）为了协助或明确诊断，可拍颈椎正、侧、斜位 X 线片。重点观察颈椎生理曲线、钩椎关节、关节突间关节、椎间孔、椎间隙、棘突顺列、椎体缘等变化情况。必要时可进行 CT、MRI 等检查。

【治疗原则】

舒筋活血，理筋整复。

【功法处方】

患者可选择少林内功**站裆势**结合**乌龙钻洞**、**顶天抱地**等动作锻炼，也可选择易筋经的**九鬼拔马刀势**。

每天早、晚各锻炼 1 次，每次 30 分钟左右，以汗出或舒适为度。

注意事项

1. 颈椎病患者平时宜贯彻"仰头抬臂，协调平衡"的原则，以锻炼颈部后伸肌群因长期低头位而引起的颈部应力和稳定平衡失调。

2. 注意纠正平时的不良姿势，肩颈部的保暖和用枕的合理性，立足于预防。

腰肌劳损

腰肌劳损是指腰骶部肌肉、筋膜以及韧带等软组织的慢性损伤,导致局部无菌性炎症,从而引起腰臀部一侧或两侧的弥漫性疼痛。本病又称腰臀肌筋膜炎或功能性腰痛,中医学称为肾虚腰痛,是慢性腰腿痛中常见的疾病之一。

【诊断要点】

1. 症状有长期反复发作的腰背部酸痛不适或钝性胀痛,腰部重着板紧如负重物,时轻时重,缠绵不愈。充分休息、加强保暖、适当活动或改变体位姿势可使症状减轻。劳累或遇阴雨天气,受风寒湿影响则症状加重。

2. 腰部活动基本正常,一般无明显障碍,但时有牵掣不适感。不能久坐久站,不能胜任弯腰工作,弯腰稍久,便直腰困难,常喜双手捶击腰背部。

3. 急性发作时,诸症明显加重,可有明显的肌痉挛,甚至出现腰脊柱侧弯,下肢牵掣作痛等症状。

4. 体征:腰背痛点多在腰椎横突及髂嵴后缘等部位。肌痉挛:触诊时腰部肌肉紧张痉挛,或有硬结及肥厚感。

5. X线检查少数患者可有先天性畸形或骨质增生,余无异常发现。

【治疗原则】

舒筋活血,温经通络。

【功法处方】

功法习练是内功推拿治疗腰肌劳损的重要手段之一。患者可选择少林内功**站裆势**结合**前推八匹马**、**倒拉九头牛**等动作锻炼,以后逐渐加强**马裆势**、**弓箭裆势**的锻炼。

每天早、晚各锻炼 1 次,每次 30 分钟左右,以汗出或略感疲劳为度。

注意事项

1. 在日常生活和工作中,纠正不良姿势,经常变换体位,勿使过度疲劳。

2. 注意休息和局部保暖,节制房事。

3. 平日加强腰背肌肉锻炼适当参加户外活动或功法锻炼。

肩关节周围炎

肩关节周围炎是指因肩关节囊和关节周围软组织损伤、退变而引起的一种慢性无菌性炎症。以肩关节疼痛、活动功能障碍和肌肉萎缩为临床特征。本病常发生在单侧肩部、多见于 50 岁左右的患者，所以又有"五十肩"之称。

本病病因主要与肩关节囊和关节周围软组织退行性改变、肩部创伤、慢性劳损或感受风寒等有关。病理变化是肩关节周围软组织充血、水肿、渗出、粘连等，导致肩关节功能障碍。

【诊断要点】

1. 疼痛与压痛：疼痛性质多为酸痛或钝痛。早期，肩部疼痛剧烈，肿胀明显，疼痛可扩散至同侧肘部，遇寒湿痛著，遇热则痛减，日轻夜重，常影响睡眠。后期，肩部疼痛减轻、但活动障碍显著。触诊时，常可在肩峰下滑囊及三角肌下滑囊部、肱二头肌长头腱沟、三角肌后缘、冈上肌与冈下肌附着点，以及肩内俞、肩贞、天宗等部位找到明显压痛点。

2. 活动障碍：病程愈长，活动障碍愈明显。常不能完成穿衣、洗脸、梳头、触摸对侧肩部等动作。肩关节被动上举、后背、内收、外展、内旋动作受限制。但前后方向的拉锯动作及较轻的旋转活动则无疼痛，此点可与关节内病变相区别。日久，肩部功能活动几乎完全丧失，而呈"冻结"状，但疼痛明显减轻。病程较久者由于疼痛和废用，出现肩部肌肉广泛性萎缩，肩峰突出。

3. X 线检查：初期常无异常，后期出现在肱骨大结节附近软组织内的钙化斑。钙斑的形状、大小、密度均不定。有的呈颗粒状，有的呈斑片状钙斑。钙斑亦常见于肱骨颈、肱骨干、肱骨头及肩峰附近的软组织内。受累侧的肩肱关节、肩锁关节将显示骨性关节病的改变，肩部诸骨可显示骨质疏松，并合并肌肉萎缩。

【治疗原则】

早期应以舒筋通络，祛瘀止痛，加强筋肉功能为主；晚期则以剥离粘连，滑利关节，恢复关节活动功能为主。

【功法处方】

功法习练是内功推拿治疗肩关节周围炎的重要手段之一。患者可选择少林内功**站裆势**结合**乌龙钻洞**、**顶天抱地**、**霸王举鼎**、**凤凰展翅**等动作锻炼，以后逐渐加强**马裆势**、**弓箭裆势**的锻炼。

每天早、晚各锻炼 1 次，每次 30 分钟左右，以能耐受为度

注意事项

1. 功法治疗必须因人而异，循序渐进，不可操之过急。

2. 患者自我锻炼在肩关节周围炎的防治中具有重要的作用。早期介入并持之以恒，效果更好。

3. 治疗期间注意保暖和休息，避免负重和劳累

膝关节骨性关节炎

膝关节骨性关节炎又名膝关节增生性关节炎、肥大性关节炎、老年性关节炎。在人体关节中，膝关节除要支撑全身重量外，还要做站立、下蹲、跳跃、跑步、行走等动作，活动十分频繁，最易发生磨损，所以膝关节骨性关节炎很常见。原发性退行性膝关节炎是生理上的退化作用和慢性积累性关节磨损的结果，临床以中老年发病较普遍。尤以 50～60 岁最多见，女性较多。

【诊断要点】

1. 病史：有关节劳损或创伤史。

2. 症状：膝关节疼痛，逐渐加重。初起疼痛为阵发性，后为持续性，劳累、夜间或活动时更甚，上下楼梯疼痛明显。膝关节活动受限，甚则跛行。少数患者可出现交锁现象或膝关节积液。关节活动时可有弹响、摩擦音，部分患者关节肿胀，日久可见关节畸形。

3. 体征与检查：膝髌处有明显压痛、股四头肌可见萎缩。髌骨研磨试验阳性。实验室检查：血、尿常规均正常、血沉正常、抗"O"及类风湿因子阴性，关节液为非炎性。X 线片可见胫、股骨内外髁、髁间棘增生及髌韧带钙化。

【治疗原则】

舒筋通络，活血化瘀，松解粘连，滑利关节。

【功法处方】

功法习练是内功推拿治疗膝关节骨性关节炎的重要手段之一。患者可选择少林内功**站裆势**或**坐裆势**锻炼。

每天早、晚各锻炼 1 次，每次 30 分钟左右，以舒适为度。

注意事项

1. 在日常生活和工作中，纠正不良姿势，不宜行走太累，勿使膝关节过度疲劳。

2. 注意休息和局部保暖。

3. 减轻膝关节的负荷，避免膝关节过度运动。膝关节肿痛严重者，应予休息。坚持每日做膝关节的主动屈伸和旋转活动。

痛　经

妇女在行经前后，或正值行经期间，小腹及腰部疼痛，甚至剧痛难忍，常伴面色苍白、头面冷汗淋漓、手足厥冷、泛恶呕吐等症，并随着月经周期发作，称为痛经，亦称"经行腹痛"。

现代医学认为，原发性痛经多见于青年妇女，自初潮起即有痛经，与自主神经功能紊乱、子宫痉挛收缩有关。亦可由于子宫发育不良、子宫颈狭窄、子宫过度屈曲等影响经血畅行而致。继发性痛经常继发于生殖器官器质性病变，如炎症、子宫肌瘤或子宫内膜异位症等。

【诊断要点】

1. 本病的特点是经行小腹疼痛，并随月经周期而发作。

2. 一般经前、经期痛者属实，经后痛者属虚。

3. 痛时拒按属实，喜按属虚。得热痛减为寒，得热痛剧为热。

4. 痛甚于胀，血块排出疼痛减轻者为血瘀，胀甚于痛为气滞。

5. 绞痛、冷痛属寒，刺痛属热。绵绵作痛或隐痛为虚。

【治疗原则】

治疗痛经的原则是以"通调气血"为主。如因虚而致痛经者，以补为通；因气郁而致血滞者，以行气为主，佐以活血；因寒湿凝滞而引起瘀滞不通者，以温经化瘀为主。

【功法处方】

患者可选择站少林内功**站裆势**结合**风摆荷叶**、**怀中抱月**等动作锻炼，以后逐渐加强**马裆势**、**弓箭裆势**的锻炼，也可选择**坐裆势**配合意念导引法。

每天早、晚各锻炼 1 次，每次 30 分钟左右，以汗出或略感疲劳为度。

注意事项

1. 注意经期卫生，避免剧烈运动和过度劳累，对心情紧张的患者，要消除其对月经的恐惧或紧张情绪，保持心情舒畅、乐观。

2. 经前或经后，要避免辛辣生冷饮食。注意腹部及下肢保暖，避免冷水浴、游泳及坐卧湿地。

月经不调

月经不调也称月经失调，是妇科常见疾病，表现为月经周期、经量、经色等异常，可伴腹痛及其他的全身症状。常见的有经行先期、经行后期、经行先后无定期等。

现代医学认为月经不调与体内雌激素分泌失调、自主神经功能紊乱有关，精神刺激、寒冷、疲劳和某些全身性疾病等，都可以导致此病的发生。病因可能是器质性病变或是功能失常。功法锻炼对功能性月经不调有一定疗效。

【诊断要点】

1. 经行先期：月经先期而至，甚至经行 1 个月 2 次，经色鲜红或紫。伴有烦热、口干渴、喜冷饮等症。

2. 经行后期：月经周期延后，甚至 3～5 个月一行，经色淡暗，畏寒喜热。

3. 经行无定期：经来先后无定期经量或多或少，经色或紫或淡，体质虚弱、面色萎黄。

【治疗原则】

以通调气血为主。血热者，辅以清热凉血；气虚者，辅以培补元气；寒凝者,辅以温经散寒;气滞者,辅以疏肝理气。

【功法处方】

患者可选择少林内功**站裆势**结合**风摆荷叶**、**怀中抱月**等动作锻炼,以后逐渐加强**马裆势**、**弓箭裆势**的锻炼,也可选择**坐裆势**配合意念导引法。

每天早、晚各锻炼 1 次,每次 30 分钟左右,以汗出或略感疲劳为度。

注意事项

1. 经期要注意休息,保证充足睡眠。

2. 保持良好的情绪,避免强烈的精神刺激。

3. 注意保暖,防止受寒,一定要注意经期勿冒雨涉水,尤其是小腹不要受凉。

4. 加强营养,增强体质。